María Elisa Arrebillaga

Autismo

y trastornos del lenguaje

Editorial Brujas

Título: *Autismo y trastorno del lenguaje*
Autor: *Arrebillaga, María Elisa*

Arrebillaga, María Elisa
 Autismo y trastorno del lenguaje. - 1a ed. - Córdoba : Brujas .
 204p. ; 23x15 cm. - (Discapacidad)

 1. Autismo. I. Título CDD
 616.898 2

© Arrebillaga, María Elisa

© 2016 Editorial Brujas

Impreso en Argentina I

Queda hecho el depósito que marca la ley 11.723.
Ninguna parte de esta publicación, incluido el diseño de tapa, puede ser reproducida, almacenada o transmitida por ningún medio, ya sea electrónico, químico, mecánico, óptico, de grabación o por fotocopia sin autorización previa.

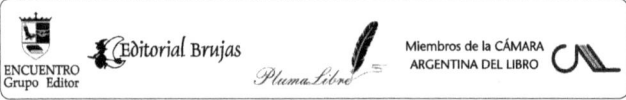

www.editorialbrujas.com.ar publicaciones@editorialbrujas.com.ar
Tel/fax: (0351) 4606044 / 4691616- Pasaje España 1486 Córdoba–Argentina.

En el año 1991 la mamá de Facundo
me envió una nota donde decía
Gracias por ayudarme a romper el silencio.
…Fueron muchos los Facundo que pasaron.
Gracias a todos ellos por permitirme
ayudarles y enseñarme el mundo
mágico de las palabras.

María Elisa

Editorial Brujas

PREFACIO

Este libro es producto del trabajo con pacientes y padres que me permitieron adquirir experiencia; de las respuestas que encontré en mi camino de formación de la mano del Dr. Juan E. Azcoaga en el comienzo de mi incursión en la Neuropsicología (NPS), de otros maestros, colegas y compañeros de ruta. Gran parte del material fue abordado en mi trabajo de investigación de la Maestría de Neuropsicología de la Facultad de Psicología de la UNC.

Entender el "silencio" de un niño, la actividad lúdica casi inexistente, la marcha con características particulares, la mirada que "no mira", o que mira y acompaña la sensación de "no estar", en ocasiones los gritos, la rigidez en la conducta de alimentación, la tendencia a la conducta repetitiva, entre muchos otros síntomas, nos impone a los terapeutas la necesidad de contar con herramientas sólidas en el marco conceptual y en el uso de instrumentos de valoración.

El uso del DSM IV permite a la comunidad terapéutica mundial acceder a un código compartido, pero resulta riesgoso ajustarse de una manera rígida a la recolección de datos clínicos en busca de una entidad diagnóstica.

Plantearnos interrogantes e hipótesis, usar la postura de Diagnostico Clínico abierto y flexible nos coloca en una situación menos omnipotente ante una problemática, que hasta hoy es difícil corroborar científicamente.

En este sentido, me interesa destacar la postura del Dr. García Coto cuando trabajando acerca de mi tesis me planteó, ¿acaso el Autismo no es un constructo teórico?....

Y si es "un constructo teórico", ¿es posible encuadrar determinados síntomas como pertenecientes a la serie del Autismo cuando en realidad pueden corresponder a conductas temporarias y acompañar a otras patologías?

¿Qué le pasa a un niño cuando no habla , cuando no da muestras de entender ,cuando se repliega y parece no "estar"?, ¿Es que "es lento", es "inmaduro", es Autista?, ¿Es inteligente aunque no hable?. Seguramente son preguntas que se formulan los padres ante un niño con estas dificultades.

¿Es un niño Autista o tiene una patología de Lenguaje?, ¿Es un niño con TGD, es un "bloqueo emocional"?, Seguramente son preguntas que se formulan los profesionales de distintas disciplinas ante una consulta con un niño de este tipo.

También yo me he preguntado durante tantos años lo mismo y aún me lo pregunto cuando llega una familia a consulta.

En este libro intento responder algunos de estos interrogantes y trasmitir mi experiencia clínica, desde un lugar donde puedo "mirar" de otra manera, saber qué "busco" y ver qué encuentro....

María Elisa Arrebillaga

INTRODUCCIÓN

Un gran número de niños atendidos en nuestra Institución han presentado numerosos síntomas clínicos que se pueden describir como:
- Alteraciones en los procesos ideatorios y en la organización del pensamiento.
- Respuestas anómalas y anárquicas ante estímulos auditivos, táctiles, olfatorios, visuales y gustativos.
- Conductas rituales y estereotipadas.
- Déficit atencional.
- Déficit de memoria.
- Actividad lúdica desorganizada.
- Fallas en la programación de la acción.
- Conductas de aislamiento y trastornos vinculares.

Los mismos podrían encuadrarse fácilmente en la categoría de Autismo; sin embargo, estas características clínicas no son suficientes para ser incorporados a este diagnóstico de una manera categórica.

Nuestra experiencia clínica, fundamentalmente de los últimos diez años, desde la perspectiva de la *Neuropsicología Clínica Infantil*, nos revela que algunos niños, que poseen dificultades de diverso nivel de severidad en la comunicación en general y en el uso del código lingüístico en particular y que además muestran síntomas comunes al Autismo, luego de un tiempo evolutivo prudencial y con ayuda de tratamiento, estos síntomas remiten o se atenúan de manera significativa cuando se logra el código lingüístico.

Debido a lo anteriormente expuesto es de fundamental importancia ahondar en esta entidad diagnóstica aún controvertida, sobretodo respecto de sus síntomas que por ser comunes a otras patologías hacen dificultosa su delimitación y posterior diferenciación.

Por otra parte, la revisión bibliográfica nos muestra una descripción semiológica del Síndrome Autista y del Trastorno mixto del Lenguaje Receptivo Expresivo, pero no profundiza en el reconocimiento de síntomas comunes, produciendo un vacío respecto de una serie de interrogantes:

- Las alteraciones en la adquisición del código lingüístico (decodificación-codificación), las conductas estereotipadas y las conductas de desconexión temporarias, entre otras características, ¿son determinantes para arribar al diagnóstico de autismo?
- ¿La ausencia del código lingüístico y la presencia de conductas estereotipadas y rituales, son síntomas exclusivos del Trastorno Autista?
- ¿Sería pertinente una reformulación del concepto de Autismo?
- Considerando al Lenguaje como función rectora de las demás Funciones Nerviosas Superiores, una demora y/o deterioro en su adquisi-

ción, en un nivel de severidad moderado o grave, ¿determina conductas autistas?

En esta investigación se trabajo con una muestra aleatoria, intencional e independiente del sexo, conformada por quince niños que llegaron a consulta con diagnostico medico de Autismo.

Se aplicó la escala de valoración CARS en el momento del ingreso a la institución, posteriormente se realizaron seis meses de terapia con la administración del modelo de "Sistema Terapéutico" y se reaplico la escala CARS, con el fin de comparar los resultados.

En el Capitulo N I, bajo el título Comunicación Lenguaje y Juego, se describirá el marco teórico con la finalidad de destacar la importancia de la adquisición y desarrollo de estas funciones, en el proceso evolutivo normal, para dar lugar luego a lo descripto en el Capitulo II, titulado Desarrollo del Concepto de Autismo y en el Capitulo III Trastornos del Lenguaje. .

En el Capitulo IV, Modelo Diagnóstico Terapéutico, se desarrollara el modo personal para realizar la lectura de los síntomas clínicos, categorizando y clasificándolos en la búsqueda de un diagnóstico abierto y evolutivo. El uso del modelo Vygotzkiano respecto a la Zona de Desarrollo Próximo, será considerado en el proceso diagnóstico y en la confección del programa terapéutico.

En el Capitulo V, Aproximación a las Características Particulares y Comunes de Autismo y TMLRE[1], se

---

[1] TMLRE: Trastorno Mixto del Lenguaje Receptivo Expresivo.

intentara profundizar los síntomas de cada una de estas patologías desde el aporte teórico desarrollado en el Capitulo IV, con la finalidad de arribar a la diferenciación diagnóstica de ambas patologías.

En el Capitulo VI, Metodología, se expondrá la muestra, materiales, procedimiento y resultados. Posteriormente se describirá las características de los niños, en la etapa de test y post-test, evaluando los resultados obtenidos luego de la aplicación del "Sistema Terapéutico".

Finalmente se enunciará en las conclusiones, el riesgo que implicaría arribar a un diagnóstico, desde una valoración cuantitativa de manera determinante, descuidando las situaciones individuales y contextuales que podrían ubicar a un niño en una situación de riesgo. Sin la intención de asumir una postura categórica, se plantearán sugerencias respecto a futuras investigaciones y programas terapéuticos.

CAPITULO I

COMUNICACIÓN, LENGUAJE Y JUEGO

> *"La conciencia se refleja en la palabra lo mismo que el sol en una pequeña gota de agua. La palabra es a la conciencia lo que el microcosmos al macrocosmos, lo que la célula al organismo, lo que el átomo al universo. Es el microcosmos de la conciencia. La palabra significativa es el microcosmos de la conciencia humana". (Saussure, 1945 pp. 50-51)*

Saussure (1945) desarrolla su concepto de la lengua-sistema con una visión personal de las relaciones entre las palabras y el pensamiento y entre la materia acústica y los sonidos lingüísticos. Antes de la formulación idiomática, nuestro pensamiento no es más que una masa amorfa; sólo los signos lingüísticos nos hacen distinguir dos ideas de manera clara y constante. La sustancia fónica tampoco es en sí más que una informe materia plástica que sólo gracias a la lengua se divide a su vez en partes distintas para proporcionar los significantes que el pensamiento necesita. El sonido no es un mero medio fónico material para la expresión de las ideas; en la lengua, sonido y pensamiento llegan por su unión a delimitaciones recíprocas de unidades.

Para este autor, el lenguaje es el código más preciso de comunicación que nos permite decir lo que sentimos y pensamos, cómo acercarnos y alejarnos de la realidad.

"La lengua no se confunde con el lenguaje; la lengua no es más que una determinada parte del lenguaje, aunque esencial. Es a la vez un producto social de la facultad del lenguaje y un conjunto de convenciones necesarias adoptadas por el cuerpo social para permitir el ejercicio de esa facultad en los individuos". (Saussure, 1945 pp. 50-51).

El lenguaje hablado nos da la posibilidad de compartir un mundo interno, amplio y complejo de relaciones y significados (Uta Frit, 1989).

Desde la perspectiva Neuropsicológica, el lenguaje no sólo es un instrumento de comunicación que se asienta en un sustrato neurobiológico, sino que es un instrumento organizador y regulador de la conducta, siendo así una función nerviosa superior rectora del resto de las funciones cerebrales (Luria, 1979).

La psicología soviética ha hecho una profunda investigación acerca de los múltiples factores relativos al reajuste de la percepción, la atención, la memoria, la imaginación el pensamiento y la acción; los trabajos de Vygotski (1934), Leontiev (1977), Zaporozhets, y Galperín, y otras investigaciones más actuales, proveen un abundante material para el análisis de la formación y estructura de los sistemas funcionales. Un hecho vital caracteriza a todos estos fenómenos: el reajuste de los procesos mentales bajo la influencia del lenguaje y la creación de formas complejas de actividad (Luria, 1974).

El lenguaje, aspecto esencial en el origen de la especie humana, es un sistema convencional de signos creados por los hombres en el proceso de la comunicación y de transmisión de la experiencia histórico-cultural. Se integra a los sistemas de mediación instrumental del niño y se convierte a lo largo del desarrollo en el regulador fundamental del comportamiento.

Vigostky (1934) considera que el lenguaje posee una naturaleza social; en tanto es producto de una sociedad y expresión de una cultura, éste se adquiere en la comunicación y el diálogo con los demás; no obstante, al mismo tiempo que social, tiene una naturaleza intelectual y abstracta.

La adquisición y desarrollo del lenguaje en el hombre es, además de un hecho cultural, un proceso de carácter bio-psico-social, dotado de leyes internas, siendo un proceso que comienza en el nacimiento y se extiende a lo largo de la vida del hombre.

A continuación se presentan las etapas del lenguaje desde la perspectiva de Azcoaga (1979) para dar una mayor comprensión de la complejidad del fenómeno comunicacional.

ETAPAS DE LA COMUNICACIÓN Y EL LENGUAJE

En el complejo proceso de adquisición del lenguaje, se pueden destacar algunos cambios según las siguientes etapas, descriptas por Azcoaga (1986):

1. Primera etapa de comunicación: Nivel prelingüístico.

La mirada y el llanto son los primeros motivos comunicacionales del recién nacido. Es normal observar la fijación de la mirada del niño en el rostro de la madre durante el momento de la lactancia, pudiendo seguir posteriormente el desplazamiento del rostro y de los objetos. El llanto posee también un valor comunicativo, donde la entonación, la intensidad y el ritmo lo convierten en portador de mensajes que suele registrar la madre. Así mismo la prosodia en el lenguaje de la madre y la comunicación gestual cumplen un papel protagónico en la futura evolución del lenguaje, sobre todo en el aspecto de decodificación semántica. El valor anticipador del lenguaje se registra como una respuesta adecuada al estímulo, cuando un niño se calma ante el lenguaje de la madre, dando cuenta de una correcta circulación de la información semántica.

1. A- Comienzo del "Juego vocal".

A partir del segundo mes de vida se desarrollan actividades fónicas compuestas de la repetición incesante de sonidos; se dan en los momentos de tranquilidad fisiológica y es común a los individuos de las distintas lenguas, es involuntaria y se denomina etapa propioceptiva. A esta etapa le sucede una etapa de retroalimentación auditiva propioceptiva auditiva, donde el niño escucha su reproducción fónica y vuelve a realizar otras.

1. B- Paso del juego vocal al lenguaje.

En este momento el niño comienza a seleccionar los sonidos pertinentes a la lengua madre, la lengua del entorno. Se produce un proceso en el que la lengua ocupa un rol regulador y reforzador, transformando los sonidos de juego vocal en fonemas. Hay un tránsito de una función puramente fisiológica a una función fónica y lingüística. Los fonemas producidos en esta etapa se denominan estereotipos fonemáticos. El concepto de estereotipo es descrito como "Una unidad que con su desarrollo en los aspectos fonético y semántico dará lugar a futuras adquisiciones hasta completar la adquisición del código semántico y fonológico" (Azcoaga, Bello, Citrinovitz, Derman y Frutos, 1977)

Existe una cronología en la producción de fonemas ésta se halla sujeta a leyes de oposición, descriptas por Jakobson (1968):

"El orden cronológico relativo de las adquisiciones fonológicas es, en todas partes y en todos los momentos, el mismo". (Jakobson, 1968 Pág. 38,41).

2. Segunda etapa de comunicación: Primer Nivel Lingüístico.

Esta etapa se extiende desde el primer año de, vida hasta aproximadamente los cinco años. La adquisición de estereotipos fonemáticos sigue una constante consolidación de algunos de ellos, con la consecuente supresión de otras producciones del juego vocal. La formación de nuevas palabras resultará de la combinación entre estos estereotipos fonemáticos. Este proceso de combinación se da en relación con las condiciones fisiológicas que así lo determinan.

Las combinaciones de estereotipos fonemáticos que se dan durante un proceso de aprendizaje en sentido fisiológico (a través de la repetición e inhibición) se estabilizan como estereotipos motores verbales, constituyendo el soporte fisiológico de la palabra.

Simultáneamente se va dando el proceso de la incorporación de significados; los primeros significados tienen todas las propiedades de las señales de los reflejos condicionados: estímulos visuales, acústicos, gustativos, combinados en síntesis especiales (gnosias), pasan a ser sustituidos por una sola señal de tipo verbal, es decir, sustitución de señales sensoperceptivas por otras verbales.

Posteriormente se da un momento de generalización (una palabra representa una diversidad de objetos).

Según Azcoaga (1981) este estado de generalización primaria pasa insensiblemente a transformarse en la adquisición de significados para cada palabra, proceso que tiene una base fisiológica en la actividad analítico-sintética del analizador verbal y una base lingüística en el conjunto de las influencias culturales que rodean al niño.

Así es como en el vocabulario de la primera infancia, hay palabras que tienen un cierto sentido ocasional, que luego son usadas correctamente.

2.A. *Monosílabo intencional:*

Comienza antes del año y se extiende hasta el año y medio aproximadamente.

> *"Los componentes silábicos aún no perfeccionados (estereotipos fonemáticos) adquieren función denominativa durante el juego y alcanzan un nivel de comunicación en la formulación de deseos y exigencias, combinados con actividad gestual comunicativa y con entonaciones prosódicas"* (Azcoaga, 1981 Pág. 45).

Cuando el niño logra la marcha y conquista el espacio, se produce un impacto en el desarrollo del lenguaje, ampliando tanto su función comunicativa como la capacidad de comprensión.

2.B. *Etapa palabra - frase:*

Comienza después del año hasta casi los dos años. Se caracteriza por la ampliación de los recursos fonológicos. La palabra es utilizada en un contexto del que se desprende su valor comunicativo: la situación, así como la mímica y la entonación, expresan el contenido comunicativo (Azcoaga, 1981). Las motivaciones del niño son fisiológicas, afectivas y lúdicas y van en franco desarrollo hacia una etapa de comunicación de carácter social.

2.C. *Etapa de palabra yuxtapuesta:*

En esta fase surge la palabra-frase, es decir la utilización de dos palabras fusionadas, o con frecuencia coordinadas entre sí, que paulatinamente se irán independizando; éstas funcionalmente están ligadas entre sí y constituyen una suerte de oración restringida.

Por otro lado, se produce el aumento del caudal de significados, así como la cantidad de palabras pronunciadas.

2.D. *La frase simple:*

Pasados aproximadamente los dos años de edad, la articulación de las palabras va en progresiva complejidad. A la actividad gestual y al contexto situacional necesarios para la comprensión del significado, se incorporan las inflexiones de la voz, de modo que todos ellos confieren al mensaje un alto sentido comunicativo. También comienza el monólogo infantil durante el juego que es el comienzo de la "interiorización" del lenguaje (Azcoaga, 1981).

3. Tercera etapa de comunicación: Segundo Nivel Lingüístico

Alrededor de los cinco y hasta aproximadamente los doce años, el niño completa su material elocutivo fonológico y gramatical constituyendo un lenguaje similar al de los adultos. En el aspecto morfosintáctico se evidencia el uso de oraciones con estructuras complejas, con correcto uso de tiempos verbales, concordancia de género y número y oraciones subordinadas. El aspecto semántico se encuentra en franco desarrollo aportando un elemento clave para la adquisición del código lectográfico y demás aprendizajes pedagógicos (Azcoaga, 1981). La adquisición del desarrollo normal del lenguaje más la interiorización del mismo, permiten al niño el acceso al aprendizaje pedagógico y al código lectográfico. El lenguaje en su aspecto semántico pragmático como así también en el de lenguaje interior, constituye el material del pensamiento y permite la evolución en las etapas del pensamiento propuestas por Piaget (El Período Sensorio motor, el Simbólico, el Intuitivo, el de las Operaciones Concretas, y el Lógico- Formal) (Flavell, 1982).

Los aspectos sociales son de fundamental importancia para el desarrollo y adquisición del lenguaje. Como planteó Vygotski (1934) el lenguaje realiza el mismo proceso de internalización que efectúan todas las funciones psicológicas superiores, es decir, primero son externas sociales y luego se transforman en internas individuales.

Este proceso de internalización lo vemos en el aprendizaje de los significados, fundamental para la función comunicativa del lenguaje. Este aprendizaje surge del uso de las palabras: éstas en un comienzo tienen un valor señalizador, luego, cada palabra sigue adquiriendo significados próximos, y transformándose en un soporte de diversas significaciones.

De esta forma, tanto el lenguaje como el significado de las palabras se han desarrollado por vía natural y con la historia del desarrollo psicológico del significado se observa, como va avanzando el desarrollo de los signos (Vygotski, 1934).

Una señal de carácter sensoperceptivo, se va enriqueciendo y sustituyendo hasta que el significado adquiere el carácter abstracto y generalizado sustitutivo de la realidad, caracterizando el segundo sistema de señales.

Los componentes individuales y sociales permiten la diferenciación entre Sentido y Significado. El primero es considerado como la suma de los procesos psicológicos que provoca la palabra en nuestra conciencia; por ende, es relativamente inestable y de naturaleza afectivo- emocional. En cambio el Significado, es una de las zonas del sentido, la más estable y precisa, y de naturaleza cognitiva. Una palabra adquiere el sentido del contexto que la contiene, y cambia de acuerdo a éste. El Significado se mantiene estable a través de los cambios de sentido (Vygotski, 1934).

4. Lenguaje interior

Su base es el lenguaje egocéntrico o monólogo, que paulatinamente con su internalización pasa de ser social externo a individual interno. Alrededor de los cuatro años, el niño deja de acompañar su juego con lenguaje externo, pero éste no se pierde, se pliega y pasa a constituirse en material de pensamiento configurando una estructura simbólica llamada lenguaje interior. Sus características esenciales son su sintaxis (predicatividad) su reducción fonética y su singular estructura semántica (preponderancia del sentido sobre el significado)

> *"Los aspectos del lenguaje externo o comunicativo; así como los del lenguaje egocéntrico, se internalizan para convertirse en la base del lenguaje interno. La internalización de las actividades socialmente arraigadas e históricamente desarrolladas, es el rasgo distintivo de la psicología humana" (Vygotski, 1934, Pág.57).*

5. Nociones de pensamiento

El desarrollo del lenguaje del niño influye sobre el pensamiento y lo reorganiza. El pensamiento se manifiesta en el proceso de utilización de las herramientas más simples, la progresión del pensamiento, en estadios que culminan con la formación de conceptos; en el estadio inicial sincrético donde prevalece lo sensoperceptivo y va siendo reemplazado por la hegemonía del lenguaje. A esta forma de pensamiento que requiere del lenguaje, Vygotski le llamó pensamiento verbal (Vygotski, 1934).

"La forma más ostensible del pensamiento es el verbal, que coincide con el lenguaje interior" (Azcoaga, 1979). Así el pensamiento y el hablar se unen para constituir el pensamiento verbal aunque la forma más elaborada del pensamiento es el lenguaje, hay otras formas del pensamiento que escapan al código lingüístico éstas son preverbales (antes de la participación del lenguaje en el niño de menos de cinco años aproximadamente) o extraverbales (en caso de niños sordomudos que no hayan adquirido el código lingüístico)

> *"El pensamiento y el lenguaje son la clave para comprender la naturaleza de la conciencia humana. Si el lenguaje es tan antiguo como la conciencia, si el lenguaje es la conciencia que existe en la práctica para los demás y, por consiguiente, para uno mismo es evidente que la palabra tiene un papel destacado no sólo en el desarrollo del pensamiento, sino también en el de la conciencia en su conjunto" (Vygotski, 1934, Pág.346).*

EL PAPEL DEL JUEGO EN EL DESARROLLO

El juego es la actividad social por excelencia del niño y es a través de éste que logra satisfacer necesidades, convirtiéndose en el medio principal para la educación y aprendizaje infantil. El juego es el escenario donde los niños reproducen y recrean los conocimientos que tienen del mundo que los rodea.

Los niños aprehenden el mundo por medio del juego; al principio por explorar la textura, el gusto, el olor de los distintos objetos. Luego, con el desarrollo del lenguaje y la simbolización, el niño es capaz de significar la realidad pasando de la mera manipulación de objetos a una actividad representativa.

En la edad preescolar se da la primera separación entre el significado y la percepción; aparece así una posibilidad nueva de jugar, donde el pensamiento está separado de los objetos y la acción, surge a partir de las ideas más que de las cosas.

Un trozo de madera se convierte en una muñeca y un palo en un caballo, ya que le permiten hacer los mismos gestos representativos, siendo el movimiento del niño su propio gesto, lo que le atribuye la función de signos, al objeto correspondiente. El juego se convierte en un estadio transicional en este proceso de separación objeto-significado, justamente cuando un objeto (ejemplo: un palo) se convierte en el punto de partida para la separación de significado de la palabra caballo, del caballo real.

Por otra parte, las acciones toman un papel de importancia en este proceso: en un principio están subordinadas a los significados: por ejemplo para poder imaginar un caballo tiene que definir su acción mediante el uso "del caballo en el palo" como punto de partida, pues no está totalmente librado de las limitaciones situacionales; por esto, el juego se convierte en espacio de transición hacia el pensamiento adulto, el que puede estar totalmente libre de situaciones reales.

A este mismo cambio lo podemos observar en la relación acción-significado; en un principio la acción domina sobre el significado, posteriormente el significado domina sobre la acción; los niños cuando juegan a que comen en un plato han experimentado ya la acción real de comer. Así la creación de una situación imaginaria es la primera manifestación de una capacidad de separarse de las limitaciones situacionales reales (Vygotski, 1934).

El pequeño tiende a gratificar sus deseos de modo inmediato sin poder suspender o posponerlos; el intervalo entre deseo y gratificación es muy corto. Sin embargo, en los comienzos de la edad preescolar cuando aparecen deseos que no pueden ser inmediatamente gratificados, la conducta del niño sufre un cambio; para resolver esta tensión entra en un mundo ilusorio e imaginativo; mundo en el que aquellos deseos irrealizables encuentran cabida a través del mundo del juego infantil (Vygotski, 1934).

Piaget sostiene su teoría apoyado en dos procesos fundamentales que permiten la estructuración del pensamiento éstos son la asimilación y acomodación. En el juego no se produce la acomodación, todo el placer lúdico se encuentra contenido solamente en la actividad asimilatoria. Piaget describe al juego en relación con las características de las distintas etapas que señala para el desarrollo del pensamiento (Piaget, 1982).

La percepción no suele ser un rasgo independiente sino más bien integrado a la reacción motora; para un niño pequeño resulta imposible separar el significado de su percepción visual y sus actos, pues existe una íntima fusión entre éstos.

La acción en una situación imaginaria enseña al niño a guiar su conducta, no sólo por la percepción inmediata, sino por el significado de dicha situación; este mismo vínculo, entre la percepción y el significado, lo vemos en el desarrollo del lenguaje infantil.

A los cuatro o cinco años el niño produce la designación verbal convencional del objeto, el niño explica, interpreta, acuerda y confiere sentido a cada movimiento, objeto y acción por separado.

El niño organiza el juego, habla, se explica a sí mismo y se forma una conexión lingüística de gran riqueza. Según Vygotski (1934) hay un momento en el juego cuando el objeto se emancipa de su calidad de signo y gesto. Gracias al prolongado uso, el significado del gesto se transfiere a los objetos y durante el juego éstos empiezan a representar determinados objetos y relaciones convencionales incluso sin los gestos correspondientes.

En el juego, el niño se mueve en el campo del significado, subordina a todas sus acciones y objetos reales, la conducta no está limitada por el campo perceptual inmediato. Esto le permite fluctuar entre un objeto y otro, así como entre una acción y otra; una acción sustituye a otra como un objeto sustituye a otro.

A medida que el juego va desarrollándose vemos que avanza hacia una realización consciente de un objetivo; como por ejemplo, en los juegos de atletismo donde el propósito decide el juego y justifica su actividad.

Al final del desarrollo surgen las reglas; el correr sin objetivos ni reglas resulta aburrido, y no atrae a los niños; por el contrario la meta es el motor que motiva el juego.

Así vemos que una serie de rasgos que, en los primeros momentos de este desarrollo del juego habían sido secundarios (como las reglas implícitas en el juego imaginario reglas derivadas de la realidad) pasan a ser centrales en esta etapa final.

Los juegos infantiles evolucionan en función de las capacidades que el niño va adquiriendo y a medida que se desarrolla física, mental y socialmente. El juego evoluciona desde el juego funcional, simbólico, reglado al juego de grupos (Vygotski, 1934).

El juego es el medio a través del cual el niño puede descubrir y recrear la realidad, resolver conflictos, expresar emociones, comunicarse, experimentar, como así también acercarse y alejarse del contexto.

CAPITULO II

DESARROLLO DEL CONCEPTO DE AUTISMO

El término *Autismo* fue ideado por Bleuler en 1911, refiriéndolo originariamente a un trastorno básico de la esquizofrenia, que consistía en la limitación de las relaciones con las personas y con el mundo casi de manera extrema. De ahí las palabras *Autismo y autista,* que provienen del término griego *autos* que significa *"sí mismo"*.

- Luego Kanner en 1943, acuñó este término, a partir de la observación de 11 niños que presentaban características comunes, referidas principalmente a tres aspectos:
- Las relaciones sociales: el rasgo fundamental del síndrome autista era la incapacidad para relacionarse con las personas, demostrando soledad extrema desde el principio de la vida.
- El deseo obsesivo de preservar la invarianza: inadaptabilidad ante los cambios de rutina y de los objetos circundantes, junto a la dificultad para percibir o conceptualizar totalidades coherentes y la tendencia a representar las realidades de forma fragmentaria y parcial.

- Comunicación y lenguaje: deficiencias y alteraciones en la comunicación y el lenguaje con presencia de ecolalia, tendencia a comprender las estructuras lingüísticas de manera literal, inversión de pronombres personales, falta de atención del lenguaje, apariencia de sordera en algún momento del desarrollo y la falta de relevancia de las emisiones.

Este autor también daba un peso relevante a las características de los padres de niños con autismo y los describía como personas que "No se sienten cómodos en compañía de otras personas, educadas y correctas, que admiran la seriedad y desprecian cualquier cosa que les dé impresión de frivolidad" y los describió como "Perfeccionistas, obsesivos y faltos de humor" (Kanner, 1943).

En el año 1944, Asperger estudiando este fenómeno a través de casos de varios niños con "Psicopatía autista" dio a conocer la presencia de ciertos trastornos similares a los mencionados anteriormente, pero haciendo hincapié en una marcada limitación en las relaciones sociales debido a la pobreza y unilateralidad de los intereses de estos niños, sumado a una dificultad para captar las señales sociales, la cual se acompañan con escasos gestos y, por último, la presencia de cierto grado de torpeza motora.

A partir de la década del sesenta, diversos autores como Rimland (1964), comenzaron a aportar afirmaciones importantes que sugerían que los padres no tenían por qué ser la causa del trastorno y que quizás, podría existir alguna otra etiología para los síntomas autistas. Desde entonces varios investigadores empezaron a estudiar a padres de niños autistas y a compararlos con otros grupos control (padres de niños difásicos, padres de niños normales, etc.). Las siguientes conclusiones con relación a los grupos de padres de niños autistas, se obtuvieron de esta serie de estudios:

- No muestran más signos de enfermedad mental o emocional que los padres cuyos hijos sufren trastornos orgánicos, con o sin psicosis.
- No poseen rasgos de personalidad extremos tales como frialdad, obsesión, ansiedad social.
- No poseen déficit específicos en cuanto al cuidado infantil. (Mc. Adoo y De Myer, 1978).
- Rutter (1979) estudió el proceso de esta patología después del primer trabajo de Kanner (1943) y concluyó que aunque había aún muchas cuestiones por resolver, los investigadores deberían adoptar algunos criterios para evitar ambigüedades, proponiendo los siguientes ítem:
- Aparición antes de los 30 meses de edad.
- Desarrollo social deteriorado, particularmente evidente en la pobreza discriminatoria de la mirada en la relación cara a cara, falta de juego en relación con otros niños, y en la incapacidad de percibir los sentimientos y respuestas de las demás personas.
- Lenguaje retardado y alterado, con dificultades de comprensión y pobreza de gesticulación y mímica.

- Insistencia en la invarianza, como se muestra por medio de patrones de juego estereotipado o resistencia al cambio.

Posteriormente se continuaron realizando diversos estudios sin conseguir un acuerdo definitivo respecto de este trastorno, hasta que en el año 1994 el "Manual Diagnóstico y Estadístico de los Trastornos Mentales" DSM-IV lo incluye como un trastorno del desarrollo definiéndolo de la siguiente manera:

"Un desarrollo marcadamente anormal o deficiente de la interacción y comunicación sociales y un repertorio sumamente restringido de actividades e intereses" (F84.0).

ACERCA DE SU ETIOLOGÍA

Isabel Rapin, sostiene que el autismo no es una enfermedad de etiología definida, es un síndrome de disfunción neurológica que se manifiesta en el área de la conducta. Un diagnóstico de autismo no dice nada acerca de su causa o etiología, pero implica que un sistema cerebral específico aún indefinido es disfuncional y que esa disfunción es responsable de los síntomas clínicos que se toman en cuenta para el diagnóstico.

En el orden de los factores orgánicos, investigaciones más actualizadas han estudiado con detenimiento las anormalidades neurofisiológicas, bioquímicas y la microquímica encefálica en los cuadros con perturbaciones psíquicas y han conseguido avances en la explicación de este trastorno (Lien de Rozental, 1988).

En 1989, Ritvo describe al autismo como una patología que puede tener una etiología genética o ser consecuencia de la rubéola congénita, u otro trastorno.

Otro autor interesado en el estudio de este fenómeno postula que es posible hallar una localización en el cerebro y determinar la emergencia de la sintomatología (Fejerman N. Y otros, 1996).

Washington (AFP) - Trabajos conjuntos de un equipo de investigadores estadounidenses y europeos junto a los Institutos Nacionales de la Salud (NIH) de los Estados Unidos consiguieron establecer el papel de algunos genes causantes del autismo. El grupo de investigadores logró identificar algunas zonas de cuatro cromosomas que parecían ligadas a este desorden neurológico y del desarrollo humano.

"Estos resultados confirman el papel de los genes en el autismo y constituyen un avance mayor en la investigación de los genes específicos implicados en la enfermedad" declaró Duane Alexander, director del Instituto Nacional de Salud Infantil y Desarrollo Humano.

Los investigadores estudiaron el ADN de 150 pares de hermanos y hermanas afectados por la enfermedad. Los resultados indicaron que dos zonas de los cromosomas 2 y 7 contienen genes implicados en el autismo. El cromosoma 7 está generalmente asociado a los problemas del lenguaje. Otros genes ligados a la enfermedad fueron identificados en los cromosomas 16 y 17, pero en estos últimos, el nexo fue calificado como menos convincente por los investigadores.

"A raíz de este estudio y de la importancia de la correlación establecida, ahora hay pocas dudas de que el cromosoma conocido como el de los problemas del lenguaje está significativamente implicado en el desarrollo del autismo" Marie Bristol-Power (2004).

REVISIÓN DE ALGUNAS TEORÍAS NEUROFISIOLÓGICAS DEL AUTISMO

Teniendo en cuenta las funciones conocidas en distintas regiones del cerebro y basándose en datos neuropatológicos y de las investigaciones de neuroimágenes, han surgido varias propuestas que asocian al *autismo* con disfunciones en tres ejes neurales fundamentales:

1. El lóbulo temporal y el sistema límbico (Bachevalier, 1994; Bauman y Kemper, 1985). Basada en datos de neuropatología postmortem y de neuropsicología animal.
2. El córtex frontal y el estriado *("sistemas frontoestriados")* (Damasio y Maurer, 1978). Basada en teorías Neuropsicológicas que se apoyan en datos neurológicos y de neuroimagen.
3. El cerebelo y el tronco encefálico (Bauman y Kemper, 1985; Courchesner y Colls, 1988). Basada en técnicas de neuroimagen y datos de neuropatología (Russell, J.1999).

La hipótesis del lóbulo temporal medio

El análisis neuropatológico llevado a cabo por Bauman y Kemper (1985) en la autopsia de 8 sujetos autistas, demostró la existencia de pequeñas células densamente agrupadas en el lóbulo temporal medio y en algunas estructuras límbicas (córtex entorrinal, hipocampo, septum medio y la amígdala), aunque gran parte del neocortex parecía normal.

A partir de estos datos se puede inferir que hay un retraso neuroevolutivo que conduce a un deterioro de estos circuitos durante el desarrollo, con los consiguientes síntomas que, sin ser idénticos, se asemejan a los originados por autenticas lesiones cerebrales. Así mismo el autismo se asocia con epilepsia del lóbulo temporal medio o esclerosis tuberosa (Bachevalier, 1994). No obstante en la actualidad hay pocos datos cuantitativos que apunten hacia estas anomalías del lóbulo temporal (Bailey y cols. 1996).

Si embargo, en un reciente estudio en el que se empleó la técnica de tomografía por emisión de fotones aislados (SPET) con 31 niños y adolescentes con autismo y otros síndromes autisti-formes, se observaron notables reducciones del flujo sanguíneo cerebral en los lóbulos temporales, con independencia de que los sujetos tuvieran o no, epilepsia (Gillberg y cols., 1993) Asimismo, había reducciones menores y más generalizadas del flujo sanguíneo cerebral en las regiones parietal y temporal, en correspondencia con datos anteriores (Lelord y cols., 1991).

La fuente de datos que avala la hipótesis del lóbulo temporal es la que demuestra las analogías con síndromes conductuales o cognitivos originados por daños en el lóbulo temporal en humanos o en monos, entre ellos Bachevalier (1994) ha defendido este enfoque de manera convincente, en especial con observaciones de monos que sufrían lesiones neonatales en el lóbulo temporal.

En conjunto, la teoría del lóbulo temporal cuenta con cierto apoyo en su favor y con cierto grado de credibilidad neuropsicológica, aunque no se ha conseguido identificar de manera convincente un único sustrato neural del autismo.

La hipótesis del cerebelo

Esta teoría surge a partir de observaciones neuropatológicas y neuroradiológicas. En un inicio William y cols. (1980) descubrieron una pérdida selectiva de células de purkinje en el cerebelo en un único paciente autista. Este hallazgo, junto con reducciones asociadas en células granulosas del cerebelo, se ha confirmado posteriormente en ambos hemisferios del cerebelo y en el vermis (Bauman y Kemper, 1994) La mayoría de los datos de neuroimagen también ha confirmado la existencia de hipoplasia del cerebelo (Courchesne y cols. 1995)

Hashimoto y cols. (1995) han realizado un extenso estudio con la técnica de MRI, llevado a cabo con muestras de 102 pacientes autistas y 122 controles de edades comprendidas entre los 3 meses y los 20 años. Sus resultados obtuvieron pruebas de un volumen reducido no sólo

del cerebelo, sino también de otras estructuras de la fosa posterior del tronco encefálico, de la médula oblongada, del pons y del cerebro medio. Las diferencias de tamaño en dichas estructuras, entre el grupo de autistas con el grupo control, fueron desapareciendo con la edad, lo que indica que se trataba de un simple retraso evolutivo. Por otro lado las diferencias iniciales de tamaño entre los dos grupos se mantuvieron en las siguientes estructuras:
- El mesencéfalo (cerebro medio).
- La médula oblongada
- Los lóbulos I-VIII del vermis

Estos resultados muestran un *déficit neuroevolutivo* probablemente resultante más de un trauma prenatal que de una neurodegeneración postnatal. Estos investigadores también lograron identificar 10 niños menores de 3 años de edad, con retraso evolutivo y escaso contacto visual, a los que efectuaron exploraciones prospectivas con MRI anteriores al diagnóstico de autismo. Estas observaciones adicionales muestran que estos cambios neurales se manifiestan como los signos precoces para detectar autismo infantil.

Por otra parte se sabe que las anomalías del tronco del encéfalo concuerdan con datos arrojados por los potenciales evocados auditivos del tronco del encéfalo y en los potenciales somato-sensoriales de latencia breve (Ornitz, E. 1987).

Las anomalías del tronco del encéfalo y del cerebro medio pueden explicar los posibles cambios en los sistemas de neurotransmisores químicos de la formación reticular en el autismo y en otras alteraciones de atención y "arousal" asociadas a las que aludió el propio Kanner (1943). La posible desregulación de estos sistemas también tendría implicaciones para el funcionamiento de diversas regiones del cerebro anterior, sobre todo del córtex prefrontal (Robbins y Everitt, 1987, 1995) y por consiguiente representa un posible factor en interacción con las hipótesis temporal media y frontoestriada. Un inconveniente de esta hipótesis es la falta de integración vertical con respecto a los síntomas nucleares del autismo dado que, los niños autistas, en su mayoría, no presentan los signos tradicionales cerebelosos. Courchesne y cols. (1994) aportan los siguientes datos a favor de esta hipótesis:

1. El cerebelo ayuda normalmente a coordinar procesos atencionales de un modo análogo a como lo hace en materia de control motor.
2. Las anomalías de la estructura cerebelosa en el autismo, producen déficit atencionales que contribuyen a las alteraciones en el funcionamiento social y cognitivo.

La hipótesis frontoestriada

El posible papel del córtex frontal y de los ganglios basales en el autismo, fue propuesto por primera vez a partir de pruebas neurológicas, como las distonías, discinesias, trastornos de la marcha, asimetrías faciales y otros signos psicomotores. Damasio y Maurer, (1978), pensaban que el córtex "mesolimbico", es decir el córtex mesofrontal y las estructuras del lóbulo temporal medio, núcleo caudado y putamen, eran vulnerables en el autismo. El principal argumento a favor de esta teoría es que permite explicar además de las secuelas neurológicas, los movimientos estereotipados ritualizados y el comportamiento repetitivo de alto nivel, que a menudo se asocian con el mal funcionamiento del estriado, en general, debido a una sobre activación de su proyección dopaminérgica. Es posible que existan diferentes formas de estereotipia resultantes de daños en estructuras del lóbulo temporal, como el hipocampo y en el lóbulo frontal debido probablemente a la precisa topografía de sus proyecciones hacia el estriado.

La descripción de las tres hipótesis anteriores intenta realizar una aproximación a la integración que aúne los rasgos clínicos y neuropsicológicos del autismo con las anomalías en los sistemas y en la neuroquímica del cerebro. (James Russell, 1999).

En la actualidad se continúa investigando desde todas las áreas, sin encontrar aún un acuerdo definitorio. Una de las publicaciones más recientes realizadas por el neurólogo Ignacio Sfaello (2004) referidas a una serie de investigaciones realizadas en Francia, han arrojado interesantes resultados. Se ha encontrando una anomalía en el funcionamiento cerebral de las personas autistas que puede ser detectado mediante Resonancia Magnética; así, se demostró que personas autistas no activan el área del cerebro específica ante el estímulo de la voz humana. Este estudio parte de investigaciones anteriores que infieren que el autismo es la consecuencia de un disfuncionamiento cerebral orgánico. En uno de esos estudios realizadas con

Resonancia Magnética Nuclear Funcional se demostró la existencia de un área específica para la percepción de la voz humana, contigua pero diferente a aquélla responsable de la percepción de los sonidos no vocales. En la investigación realizada por el Sfaello (2004), se comparó a un grupo de cinco autistas, con edad media de 25 años, con otro grupo de voluntarios sanos. Se registró la actividad cerebral de cada individuo mientras se les hacia escuchar secuencias de sonidos alternando voces humanas (palabras, gritos, llantos, risas, cantos), con otro tipo de sonidos no vocales (gritos de animales, ruido de campanas, motores de autos, instrumentos de música). Los resultados mostraron que las personas autistas no activaron el área cerebral ubicada en la región temporal superior, específica para la percepción de la voz, sino que al oír tanto los sonidos de voz humana como los no vocales, activaron la misma área; ésta es el área específica para el reconocimiento de los sonidos no vocales. Esto podría ayudar a completar las explicaciones del déficit comunicativo que presenta el autista (Sfaello, 2004).

ACERCA DE LA SINTOMATOLOGÍA DEL AUTISMO

El autismo es considerado un síndrome psicopatológico, que posee un conjunto de manifestaciones comunes, más o menos presentes en los diferentes casos individuales pero con una frecuencia que permitiría distinguir "subtipos" autistas. El tipo de manifestaciones comportamentales concretas del síndrome dependería, del grado de pérdida intelectual, de la edad, y de factores psicosociales entre otros (García Serrano, l. M., 2002).

Atendiendo a la dinámica de la sintomatología se pueden observar ciertos cambios sintomáticos en el desarrollo de la persona autista desde su nacimiento hasta la adultez.

a) <u>Desde el nacimiento a los doce meses de vida:</u> En cuanto a la interacción social, se observa una falta de respuesta y/o rechazo al contacto con las personas (por ejemplo, no-reconocimiento diferenciado de la madre; no mover la cabeza cuando alguien se acerca; permanecer como un muñeco de trapo cuando se le coge en brazos, Etc.). En esta etapa pueden ser frecuentes los problemas de alimentación y de sueño (tanto por exceso como por defecto). Puede haber llanto prácticamente constante o ausencia de llanto propositivo.

b) <u>De los doce a los veinticuatro meses:</u> En un nivel social se presenta aislamiento y ausencia de juego interpersonal, o presencia pero con patrones muy desviados con respecto al desarrollo normal. En cuanto al lenguaje, quizás algunos tienen un comienzo adecuado pero no progresan. En todo caso, el 50% aproximadamente de las personas con autismo no desarrollarán en ningún momento de su vida habla funcional. Los problemas mayores en el área de la comunicación los tienen en cuanto al uso social y a la adecuación al contexto. En el aspecto de la conducta, suelen manifestarse movimientos corporales estereotipados.

c) <u>De los dos a los tres años:</u> En esta etapa se hacen más presentes los problemas y las alteraciones mostradas con anterioridad. La interacción con los iguales no es normal. El juego como actividad compartida e imaginativa no existe. Se hace más patente la desviación en los patrones de comunicación (ausencia de gestos, entonación inadecuada, etc.). Las conductas exploratorias que se dan en el niño normal no aparecen o las sustituye por estereotipias.

d) <u>De los tres a los seis años:</u> Esta etapa, junto con la anterior, es la que los padres siempre han catalogado como más difícil. La alteración social y comunicativa es claramente manifiesta. Se pueden observar posturas corporales anormales (por ejemplo, caminar en puntas de pie). Durante esta etapa pueden ser frecuentes los berrinches inmotivados, al menos aparentemente, junto a cambios bruscos de humor. A los seis años y en la adolescencia se pueden producir en el autismo crisis epilépticas.

e) <u>De los seis años a la adolescencia:</u> Tienden a disminuir algunos de los problemas de conducta, con educación adecuada, logrando normalmente aliviar la sintomatología.

f) <u>De la adolescencia a la vida adulta:</u> Aun en los casos de buen nivel de desarrollo, persiste la incapacidad de contagio emocional, de empatía, y continúa su conducta social de manera alterada. Pueden desarrollarse patrones complejos de conducta ritualista. En algunos casos se pueden dar comportamientos apáticos y desmotivados. Javier Tamarit Cuadrado (1992) Cerril, D. Seifert (1990)

Otra autora que prestó especial interés en la sintomatología de este fenómeno es García Serrano (2002) postulando que en la persona autista se ven afectadas fundamentalmente cuatro dimensiones:

1. Dimensión social
- - Intercambios comunicativos.
- - Contacto visual.
- -Relaciones con los pares.

2. Dimensión de la comunicación y el lenguaje
- - Un 70% presenta algún tipo de código comunicativo
- -Un 50% no tiene lenguaje oral y, los que consiguen tenerlo, tienen ecolalias, comprensiones literarias de las cosas, no pudiendo entender los chistes o expresiones metafóricas.

3. Dimensión conductual
- - Estereotipias.
- - Conductas sin metas.

4. Dimensión simbólica

Algunos presentan juegos funcionales con objetos, pero la mayoría tienen conductas estereotipadas con los juegos.

Si bien estos autores han realizado valiosos aportes y han acordado en la mayoría de ellos, para el diagnóstico de autismo se debe tener en cuenta el Manual Diagnóstico y Estadístico de los Trastornos Mentales (DSM-IV) cuyos criterios son:

A. Para diagnosticar autismo deben cumplirse seis o más manifestaciones del conjunto de trastornos de la relación (1), de la comunicación (2) y de la flexibilidad (3) cumpliéndose como mínimos dos elementos del primero, uno del segundo y uno del tercero.

1. Trastorno cualitativo de la relación, expresado como mínimo en dos de las siguientes manifestaciones:
2. Trastorno importante en muchas conductas de relación no verbal, como la mirada a los ojos, la expresión facial, las posturas corporales y los gestos para regular la interacción social.
3. Incapacidad para desarrollar relaciones con iguales, adecuadas al nivel evolutivo.
4. Ausencia de conductas espontáneas encaminadas a compartir placeres, intereses o logros con otras personas (por ejemplo, conductas de señalar o mostrar objetos de interés).
5. Falta de reciprocidad social o emocional.
6. Trastornos cualitativos de la comunicación, expresados como mínimo en una de las siguientes manifestaciones:

7. Retraso o ausencia completa de desarrollo del lenguaje oral (que no se intenta compensar con medios alternativos de comunicación, como los gestos o la mímica).
8. En personas con habla adecuada, trastorno importante en la capacidad de iniciar o mantener conversaciones.
9. Empleo estereotipado o repetitivo del lenguaje, o uso de un lenguaje idiosincrásico.
10. Falta de juego de ficción espontáneo y variado, o de juego de imitación social adecuado al nivel evolutivo.
11. Patrones de conducta, interés o actividad restrictivos, repetidos y estereotipados, expresados como mínimo en una de las siguientes manifestaciones:
    a. Preocupación excesiva por un foco de interés (o varios) restringido y estereotipado, anormal por su intensidad o contenido.
    b. Adhesión aparentemente inflexible a rutinas o rituales específicos y no funcionales.
    c. Estereotipias motoras repetitivas (por ejemplo, sacudidas de manos, retorcer los dedos, movimientos complejos de todo el cuerpo)
    d. Preocupación persistente por partes de objetos.

B. Antes de los tres años, deben producirse retrasos o alteraciones en una de estas tres áreas: interacción social (1), empleo comunicativo del lenguaje (2) o juego simbólico (3).

C. El trastorno no se explica mejor por un Síndrome de Rett o Trastorno Desintegrativo de la niñez.

En el DSM-IV se incluyen sólo aquellas características que se aceptan como universales y específicas del autismo, pero rara vez son las únicas, puesto que pueden mostrar una amplia gama de síntomas comportamentales en la que se incluyen:

- Hiperactividad.
- Períodos atencionales muy breves.
- Impulsividad.
- Agresividad.
- Conductas autoagresivas.
- Rabietas.
- Respuestas extrañas a estímulos sensoriales.
- Alteraciones en la alimentación y el sueño.
- Cambios inexplicables de estados de ánimo.

Falta de respuestas a peligros reales o temor intenso a estímulos que no son peligrosos. Si bien éstos son rasgos frecuentes, no son criterios suficientes por sí solos para diagnosticar autismo. (DSM IV).

ALGUNOS ASPECTOS DEL DESARROLLO EN EL NIÑO AUTISTA

El desarrollo del juego en el niño con autismo o conductas autistas

El niño con autismo y/o conductas autistas tiene una serie de problemas con su capacidad de jugar. Su juego parece inapropiado respecto a la supuesta función de un juguete específico, es muy normal ver que tiren o golpeen un juguete sin tener en cuenta lo que es, no utilizan los juguetes para jugar de modo simbólico o en situaciones que implican fantasías y sólo lo utilizan de manera motora, por ejemplo golpear, o hacer girar, es decir sólo un juego manipulativo y no simbólico.

Para ellos un tren de juguete no es un tren real fingido: es simplemente un objeto duro, verde, pesado, tiene un gusto metálico y hace ruido de matraca cuando se lo agita, y presenta formas que se ven raras cuando las ruedas giran. Exploran todos los objetos, con el fin de experimentar las sensaciones simples que les dan placer (Lorna Wing, 1971).

En el autismo el juego es una de las actividades más deterioradas: las dificultades que poseen de anticipar, relacionarse con iguales, del simbolismo, la falta de lenguaje e imaginación, influyen en su conducta de juego caracterizándolos de motores y repetitivos. Lorna Wing (1971) afirma que a estos niños les encanta observar pautas de movimientos, algunos son notablemente hábiles para hacer girar monedas u otros objetos. Pueden gustarles los juegos constructivos aunque realmente no se interesan en el objeto terminado, sino simplemente en la tarea de armar piezas.

En cuanto al juego social se observa una frecuencia significativamente menor de actos para iniciar y/o responder apropiadamente a invitaciones a juegos sociales. Cuando reciben ayuda o indicaciones para realizar sus juegos, siguen demostrando un juego poco imaginativo, repetitivo y no inician actos de juego simbólico por sí solos, su única manifestación es motora y repetitiva o estereotipada.

> *"Las actividades del juego tienen un carácter marcadamente social. es gracias a las acciones del juego, como los niños aprenden gran parte de sus habilidades para compartir experiencias con los demás y a comprender el entorno en el que viven y se desarrollan, los niños autistas pierden esta importante oportunidad" (Ricardo Canal Badia. Angel Riviere Gómez, 1988).*

En los niños autistas la ausencia de juego de ficción o simbólico parece estar reemplazado por actividades repetitivas que pueden llegar a convertirse en una obsesión. Así, estos niños pueden hacer líneas interminables de juguetes, o colocar de determinadas formas los objetos, o reunir cosas curiosas demostrando un inmenso apego a ciertos objetos (García Coto, 1995). Esta conducta estereotipada no sólo se evidencia en la conducta lúdica ya que presentan una resistencia excesiva ante otros cambios, especialmente aquéllos que involucran a sus rutinas y actividades de la vida diaria, dando lugar a un interés obsesivo por los hechos cotidianos como por ejemplo los horarios y/o itinerarios de los colectivos, fechas de nacimiento, etc. (Happé, 1994).

La simulación

Según J. Russell, lo esencial de la hipótesis metarrepresentacional es que los niños autistas son sencillamente incapaces de realizar actos de simulación. Por consiguiente, cualquier evidencia de simulación es contradictoria con esta teoría. Sorprendentemente algunos estudios han registrado juegos de ficción en algunos niños con autismo, pero no ofrecen suficientes datos para determinar los máximos niveles de rendimiento alcanzados. En un estudio de Baron-Cohen (1987), dos de los 10 niños autistas exhibían conductas de simulación (frente a 17 de 20 sujetos de control equiparados en edad mental). Aunque ninguno de los 10 niños autistas estudiados dieron muestras de conducta espontánea de simulación durante la evaluación preliminar, todos ellos evidenciaron cierto grado de simulación durante una sesión de adiestramiento en la que se fomentaba y estimulaba el juego de ficción, e incluso cinco de estos niños lo hicieron de forma espontánea en dicha sesión.

Pero lo importante es que la explicación metarrepresentacional predice una *ausencia total* de juego de ficción en el autismo. A partir de estas investigaciones, la perspectiva metarrepresentacional por su parte respondería a estas observaciones con dos críticas. En primer lugar, podría argumentar que el juego de ficción observado en estos casos no reflejaba una auténtica ficción metarrepresentacional, sino que más bien se trataba de una conducta aprendida que sólo era metarrepresentacional en *apariencia*. El comportamiento de los niños autistas es típicamente estereotipado y repetitivo, y cualquier investigador podría confundir fácilmente una acción de simulación creativa y novedosa con una simple copia de algo que el niño ha visto hacer antes o que ha hecho él mismo muchas veces. Baron-Cohen (1988), ha subrayado que la alteración fundamental de estos niños consiste en la falta de capacidad metarrepresentacional básica que permite atribuir a otras personas estados mentales diferentes de los propios, a partir de los cuales es posible explicar y predecir la conducta de la otra persona; en otras palabras, los niños autistas carecen de lo que se denomina "Teoría de la Mente". La falta de capacidad metarrepresentacional del niño autista sería un déficit cognitivo central que a su vez originaría déficit en las habilidades sociales, pragmáticas y simbólicas descriptas en los estudios clínicos (Belloch *et al.*, 1995). Aunque casi todos los niños con autismo presentan graves problemas en las tareas de "teoría de la mente", en toda muestra hay siempre un pequeño porcentaje que supera estas pruebas (en torno al 20%, según Frith y cols., 1991). Así pues, el problema del autismo podría consistir más en una adquisición tardía de la capacidad metarrepresentacional que en una total ausencia de habilidades de comprensión metarrepresentacional (Baron-Cohen, 1991; Holroyd y Baron-Cohen, 1993; véase Happé, 1995). de tal modo que los niños que muestran ciertas capacidades de simulación serían aquellos que han desarrollado una competencia metarrepresentacional, aunque en un estadio considerablemente tardío.

Por consiguiente, el hecho de que algunos niños manifiesten ciertas capacidades de simulación puede no ser tan perjudicial para la hipótesis metarrepresentacional. Más problemática, sin duda, es la evidencia cada vez mayor de que los niños autistas muestran unas capacidades *intactas* de Juego de ficción en determinadas circunstancias. Riguet y cols. (1981) y Ungerer y Sigman (1981) indicaron que la evaluación de la conducta de juego espontáneo puede subestimar las capacidades de simulación de los niños autistas. Estos autores observaron que al estructurar las sesiones de juego a base de introducir claves y mediante el modelado de actos de simulación, los niveles de juego de ficción aumentaban en sus muestras de niños autistas (Hadwin y cols., 1996) Pese a ello, estos grupos seguían exhibiendo un rendimiento inferior al de los sujetos de control (Sigman y Ungerer, 1984). Por el contrario, los niños autistas examinados por Lewis y Boucher (1988) desarrollaron un juego de ficción intacto tanto "elicitado" como "por instrucción", definido en función de la calidad y la cantidad de los actos de simulación que producían en respuesta a sus manipulaciones. Algunos aspectos de la metodología empleada por Lewis y Boucher (1995) han sido objeto de críticas (Baron-Cohen, 1990; véase, no obstante, Boucher y Lewis, 1990; y Jarrold y cols., 1993), aunque una reciente replicación y extensión de su trabajo han venido a confirmar que los niños con autismo dedican significativamente menos tiempo de juego espontáneo a realizar juegos de ficción y realizan menos actos de simulación espontáneos que los sujetos de control, si bien conservan intacta la capacidad de ejecutar actividades de simulación por instrucción (Jarrold y cols., 1996).

Otras pruebas de que las habilidades de juego de ficción se mantienen intactas en el autismo, en condiciones de máxima estructuración de la tarea, son las referentes a la capacidad de efectuar una sustitución de objetos inducida o por instrucción (Charman y Baron-Cohen, 1997; Jarrold y cols., 1994; Lewis y Boucher, 1995) y la capacidad de comprender actos de simulación llevados a cabo por un experimentador. Jarrold y cols. (1994) mostraban a niños autistas una serie de episodios de simulación en los que un muñeco derramaba una sustancia imaginaria por encima de otro animal de juguete. Los niños manifestaron una capacidad intacta, en comparación con sujetos de control normales y con trastornos de aprendizaje igualados en capacidades lingüísticas, para nombrar estas sustancias imaginarias y para describir las consecuencias ficticias de los episodios. Sin embargo, este experimento presentaba el inconveniente de que los grupos de control manifestaron un rendimiento sorprendentemente bajo, por lo que cabe la posibilidad de que su rendimiento se viera artificialmente perjudicado por algún aspecto metodológico del procedimiento empleado. Pese a ello, idénticos resultados se obtuvieron en un estudio de Kavanaugh y Harris (1994) que, sin embargo, no presentaba este inconveniente. El que los niños con autismo sean capaces de producir niveles normales de juego de ficción y de comprender actos de simulación realizados por otros constituye un claro desafío a la explicación metarrepresentacional, en la medida en que esta explicación predice una incapacidad generalizada para producir y comprender conductas de simulación en los niños autistas. La única forma de explicar estos resultados por parte de la teoría de déficit metarrepresentacional sería afirmando que estos experimentos no evalúan el juego de ficción "propiamente dicho", ya que en ellos el experimentador proporciona suficientes claves para que los niños puedan ejecutar las tareas mediante procesos no metarrepresentacionales menos sofisticados. De momento, sin embargo, la fuerza de este argumento es difícil de calibrar (Jarrold y cols., 1994, *1996).*

Juego funcional

El juego funcional se define como "el uso apropiado de un objeto o la asociación convencional de dos o más objetos, como por ejemplo utilizar una cuchara para dar de comer a una muñeca o colocar una taza encima de un platito" (Ungerer y Sigman, 1981, p. 320). Este tipo de juego no debería clasificarse como "simbólico" o de ficción en sentido estricto, ya que no se puede asegurar que el niño realmente está utilizando un objeto para "simbolizar" otro o que simplemente ha aprendido a usar de forma apropiada un juguete en miniatura (Elkonin, 1966; Huttenlocher y Higgins, 1978). Leslie (1987) también defiende la distinción entre el juego funcional y la auténtica conducta de simulación, pero va más allá que otros autores al sostener que hay una diferencia fundamental y cualitativa entre estos dos comportamientos. Este autor señala que tanto en el juego funcional como en la conducta de simulación hay un componente de actuación "como-si" que, en rigor, sólo existe desde el punto de vista del observador. Desde el punto de vista del actor, las acciones se hacen en serio. Sin embargo, en la conducta de simulación, el actor también actúa "como sí" desde su propio punto de vista. El juego funcional, a diferencia de la simulación, se puede llevar a cabo sin recurrir a metarrepresentaciones. Baron-Cohen (1987) expresa esta idea de forma más explícita: el juego de ficción requiere representaciones de segundo orden. En cambio para el juego literal o funcional, la capacidad representacional de primer orden es suficiente. Según este análisis, está claro que los problemas de los niños autistas en las actividades de simulación no deberían manifestarse en el juego funcional. Sin embargo, cada vez hay más datos que indican lo contrario. Sigman y Ungerer (1984) hallaron un déficit en el juego tanto simbólico como funcional en su muestra de niños autistas. Estos niños producían menos actos funcionales y dedicaban menos tiempo al juego funcional que los sujetos de control. Asimismo, Lewis y Boucher (1988) observaron que los niños con autismo empleaban menos tiempo en el juego funcional espontáneo que los sujetos de control. Baron-Cohen (1987) no observó, sin embargo, ningún déficit en materia de juego funcional, aunque esto puede explicarse en función de los criterios que adoptó este autor para atribuir al juego la cualidad de funcional. Entre estos criterios figura el nombrar los juguetes, aunque es, como mínimo, discutible que esta actividad corresponda al concepto de "uso apropiado de un objeto", ya que es de esperar que un niño autista sea capaz de nombrar juguetes, aunque tenga graves problemas para jugar con ellos de forma creativa. Por ello, no es sorprendente que el 80% de los niños con autismo de la muestra de Baron-Cohen exhibiera un "juego funcional" definido en estos términos, aunque esto no implica que el juego funcional esté intacto en el autismo. Por último, una investigación reciente ha revelado que los niños autistas dedican significativamente menos tiempo de juego espontáneo que los sujetos de control a actividades de juego funcional (Jarrold y cols., 1996).

La Figura Nº 1 muestra la proporción de tiempo dedicado al juego de ficción, funcional y manipulativo y a la ausencia de juego con dos lotes de materiales diferentes, por parte de niños autistas y controles igualados en habilidades lingüísticas. Con ambos tipos de juguetes, los niños autistas dedicaban significativamente menos tiempo al juego de ficción y funcional.

Figura Nº 1. Porcentaje del total de tiempo empleado en diversas conductas de juego por parte de niños con autismo y con trastorno moderado de aprendizaje.

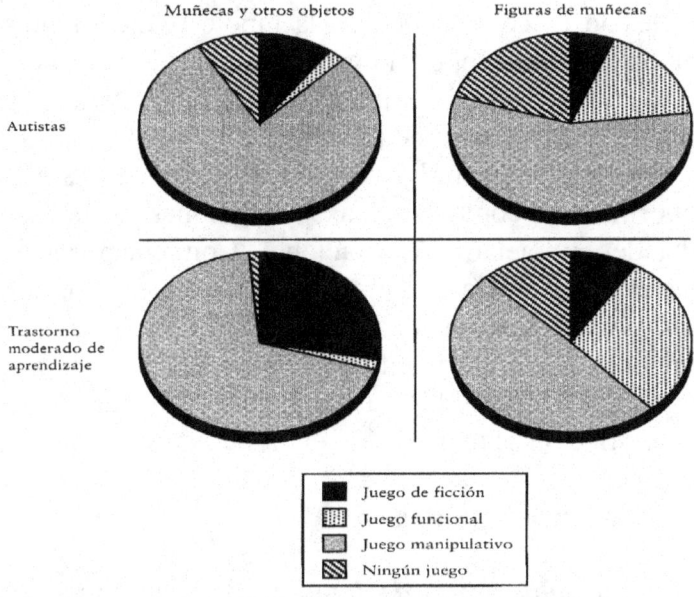

Según se ha señalado, la idea de que el déficit de los niños autistas en el juego se extiende más allá de la pura simulación se contradice con la explicación metarrepresentacional. Podría argüirse que al separar el juego de ficción y el juego funcional no se pretende distinguir una conducta de simulación de otra que no lo es. Las propuestas de Huttenlocher y Higgins (1978) se orientaban más bien a distinguir el juego de ficción de otras conductas que podrían no tener un componente de simulación. Por consiguiente, puede que el juego funcional conlleve cierto grado de simulación y es posible que sea este aspecto del juego funcional el que aparezca en menor medida en los niños con autismo. Aunque este argumento pueda ser plausible, no es consistente con la hipótesis metarrepresentacional, puesto que, como ya se ha señalado anteriormente, esta hipótesis propone una distinción cualitativa entre juego funcional y juego de ficción.

En resumen, hay dos líneas de evidencia empírica que parecen contradecir las predicciones de la hipótesis del déficit metarrepresentacional. Con independencia de las reservas teóricas que se puedan tener en torno al estatus metarrepresentacional de la simulación, estas consideraciones empíricas justifican suficientemente que nos preguntemos si los problemas de los niños autistas con el juego de ficción se explicarían mejor con otras hipótesis.

Alteraciones cognitivas

Competencias de anticipación: Desde una perspectiva cognitiva, la preservación de un mundo sin cambios, remite a la idea de que existen anomalías y limitaciones en los procesos de anticipación y en general en la formación de esquemas o usos de ellos. Los esquemas son representaciones mentales que cumplen un papel decisivo en las capacidades humanas de integrar información diversa del mundo, y aceptarla asimilando lo nuevo.

"Un mundo cognitivo sin esquemas es un caos fragmentario, en donde las realidades que no se acomodan miméticamente a lo ya sucedido son terroríficas novedades, cognitivamente incomprensibles y emocionalmente inaceptables" (Riviere, A. 1997).

Considerando la idea de la Organización Funcional del Sistema Nervioso formulada por Campbell (1995), los sistemas cerebrales situados en la parte anterior del cerebro, por delante de la cisura central, tienen esencialmente relación con el tiempo futuro, mientras que los situados por detrás tienen más relación con el tratamiento del tiempo pasado. Esta distinción coincide con la de los bloques cerebrales, realizada por Luria (1973), y con la formulada por Fuster (1989), que define la función de los lóbulos prefrontales como ligada a la estructuración temporal de la conducta: esa función global implica funciones subordinadas de anticipación, memoria provisional y supresión de las influencias externas e internas que interfieren con la formación de estructuras de conductas.

Muy sintéticamente puede definirse la función más global de los lóbulos frontales y prefrontales diciendo que consiste en "tomar en cuenta" tanto los estados internos de emoción y motivación como las informaciones provenientes del contexto del organismo, para definir, a partir de estos datos, propósitos de acción intencional (finalidades de acción) y estrategias flexibles para lograr los propósitos definidos (Riviere y Martos, 1997).

Las últimas investigaciones han acumulado abundantes pruebas de que los niños autistas, incluso los de más alto nivel cognitivo, realizan de forma deficiente tareas neuropsicológicas que implican los funcionamientos del lóbulo frontal y de las "funciones ejecutivas" (Ozonof, 1995; Pennington y cols., 1997). Una explicación posible está demostrada porque estos niños reflejan frecuentemente bajos niveles de actividad prefrontal y frontal en registros de PET o SPECT (Zilbivicius, 1995; Garreau y Zilbivicius, 1996).

Sentido de la actividad propia

El sentido es algo que otorga coherencia a una acción, situación o representación. Según U.Frith (1995), el sistema cognitivo normal tiene una propensión intrínseca a dar coherencia a una gama de estímulos lo más amplia posible, y tiende a generalizar la coherencia a una escala extensa de contextos. Dicha autora definió que en el núcleo del autismo reside una dificultad cognitiva para "asignar coherencia central" a la información.

> *"La inflexible dedicación a conductas invariables o contenidos mentales reiterativos, la dificultad para aceptar cambios y las limitaciones en las competencias de anticipación se relacionan claramente con una de las características más relevantes terapéuticamente (y más descuidadas) del espectro autista: en todo él hay una marcada característica de dificultad para dar sentido a la acción propia". (Riviere y Martos, 1997).*

Otro aspecto de la noción de sentido que resulta relevante para comprender las dificultades en el autismo es que está siempre en el "modo subjetivo" y no en el "modo indicativo". No depende de una lectura fáctica, externa y empírica de la realidad, sino de su inserción en un proyecto flexible (Riviere y Martos, 1997)

Por otra parte, el sentido remite inevitablemente a una dimensión social de la acción. Los sentidos son asignaciones funcionales socialmente mediadas. Es por ello lógico que los niños autistas no sólo encuentren dificultades para atribuir sentido a la acción ajena conocido como "teoría de la mente", sino también para darlo a la propia. La expresión de la "teoría de la mente" hace referencia a la capacidad de atribuir estados mentales independientes a uno mismo y a los demás para explicar el comportamiento. (Happé, 1994).

Atención

Los niños autistas procesan la información del entorno de manera anormal, parecen prestar menor atención a las estructuras globales de los patrones estimulares y mayor atención a los elementos específicos que forman parte de tales patrones.

Diversos estudios han señalado que los niños autistas poseen buenos rendimientos en la habilidad de discriminación de la información concreta (por ejemplo: tamaño, color, forma), pero tienen bajos rendimientos en tareas de discriminación formal, es decir, en la habilidad para discriminar relaciones sobre la información concreta (por ejemplo: "un auto y un avión son ambos medios de transporte")

Estos niños demuestran una "independencia de campo". Para entender esta idea se desarrolló la teoría del *"modelo de la mente"* basado en los conceptos de procesamiento de la información. El modelo diferencia los procesos centrales de pensamiento de los más periféricos de "entrada" y "salida". Los procesos periféricos están especializados en diversos dominios (como por ejemplo el habla). Los procesos centrales de pensamiento interpretan aún más esa información. El sistema central interpreta, compara y almacena, hace inferencias y reinterpreta. Y posteriormente inicia las acciones. Pero la ejecución de esas acciones vuelve a requerir de dispositivos de salida muy especializados.

Esta autora propone que en el autismo están afectados los procesos centrales y no los procesos más periféricos de entrada. Pudiendo suponer, entonces, que la fuerza de cohesión central en los niños autistas es débil (en comparación con las fuerzas de cohesión de otros niveles inferiores). Esa debilidad podría simular la "independencia de campo" mencionada anteriormente. La debilidad de la fuerza de cohesión provocaría una desconexión de pensamiento y su habilidad social, trayendo en consecuencia para este niño, un mundo incoherente y de experiencia fragmentada. (Frith 1991).

Memoria

Kanner, hablaba de una memoria auténticamente prodigiosa, que le permite al niño recordar y reproducir patrones complejos y sin sentido, conservando exactamente su forma original. Pero esta capacidad es mucho menos útil que la de recordar el sentido de las cosas (Frith, 1994), si bien el niño autista en ocasiones presenta testimonios de una memoria verbal y/o visuoespacial superior que un niño normal, a través de producciones como ecolalia retardada, recitar el alfabeto y decir historias palabra por palabra, esto no implica que el niño posea la habilidad para comprender lo que está diciendo, porque actúa con memoria mecánica y no con memoria significativa. En consecuencia, su desempeño en todas las áreas resulta altamente dificultoso. Sobre todo en el aprendizaje donde presenta junto a una pobre generalización, dificultades de abstracción contextual. (Cohen, 1994).

Competencias de ficción e imaginación

Como señalan Baron-Cohen (1994), la ausencia de juego simbólico o de ficción ha demostrado ser una de las marcas más específicas y precoces para la detección del síndrome autista.

En numerosas investigaciones, se ha demostrado que los niños autistas presentan un desfase anómalo entre sus capacidades sensoriomotoras generales por una parte, y las de imitación y juego simbólico, por otra (Sigman Ungerer, 1984). Un desfase que ha sido explicado por su dificultad para procesar información social y extraer claves para el desarrollo de los contextos sociales y comunicativos (Mundy y Sigman,1989), como resultante de su dificultad global para constituir las funciones superiores de humanización, que se derivan de la intersubjetividad secundaria y se especifican culturalmente en el desarrollo (Riviere, 1997).

Harris (1991, 1993), ha definido cuatro etapas principales por las que pasan los niños en el desarrollo de sus competencias de simulación y ficción a lo largo de su etapa crítica:

1. Desde el final del primer año, son capaces de reproducir en su propio sistema emocional y perceptivo intenciones de otros en relación con situaciones presentes.
2. Desde los 18 meses, empiezan a hacer "simulación on-líne", y desarrollan las primeras capacidades de "atribución" de estados mentales.
3. Desde los comienzos del tercer año, desligan la simulación de los contextos presentes e inmediatos.
4. Desde los 4 a 6 años aproximadamente, su imaginación es tan poderosa que pueden superar cognitivamente "situaciones contrafácticas" simples.

Según A. Riviere (1997) los niños autistas no pueden dar adecuadamente esos casos evolutivos. La importancia de esta limitación es tan grande que muchas de las condiciones de estos niños pueden explicarse por su reclusión en lo que Uta Frith (1994) ha denominado "un mundo literal", sin "metarepresentaciones".

Si tenemos en cuenta la importancia del papel evolutivo del juego simbólico, tanto en su propiedad de hacer una exploración del objeto como de expresar simbólicamente las emociones del niño, se puede comprender cómo su ausencia en el niño autista ocasiona graves consecuencias en su desarrollo (Riviere y Martos, 1997).

Imitación

Las deficiencias específicas de las capacidades imitativas juegan un papel central en los niños autistas: por una parte, poseen dificultades para reflejar un sentido de la "identidad con otros" (que es una expresión de la intersubjetividad) y por otra, bloquean la adquisición de funciones superiores, para cuyo desarrollo es necesaria la imitación.

Según Piaget (1969), la imitación es decisiva para el desarrollo de las capacidades simbólicas porque define el mecanismo por el cual se constituyen los significantes. Los niños autistas presentarían una incapacidad de imitar al mismo tiempo una acción, debido a sus limitaciones simbólicas e intersubjetivas (Riviere y Martos, 1997).

Algunas investigaciones han atribuido una importancia central a la imitación en el desarrollo social del bebé, en el proceso central de su percepción de las personas como sujetos dotados de estados mentales y de experiencia (Stern, 1985; Rogers y Pennington, 1991).

> *"Como reflejo de capacidades cognitivas y socio emocionales alteradas en las personas con espectro autista, la imitación expresa esas alteraciones, al tiempo que contribuye a acentuarlas. Esto es especialmente cierto en el caso de las competencias intersubjetivas, en cuya primera constitución debe tener un papel importante la capacidad de "identificar modelos emocionales propios con ajenos", a través de mecanismos posiblemente innatos de comparación entre las experiencias interoceptivas propias consecuentes a situaciones emocionales (o suscitadas por imitaciones u expresiones de otros) y las aferencias visuales, auditivas, olfativas, etc., que rindan las personas que muestran emociones en situaciones interactivas" (Riviere y Martos, 1997).*

Conducta Repetitiva

Desde que Kanner describiera el síndrome autista en 1943, se ha insistido mucho en la importancia de la conducta repetitiva para este síndrome. Este autor identificó en estos niños la insistencia obsesiva en la inmutabilidad de la conducta, la actividad y la rutina propia del autismo como uno de los dos síntomas cardinales que en su opinión constituían el núcleo de este trastorno. Desde entonces, los estudios epidemiológicos han confirmado el papel fundamental de la conducta repetitiva en el autismo.

La conducta repetitiva comprende una amplia gama de acciones, entre las que se encuentran los movimientos estereotipados, un acusado malestar en respuesta a cambios en pequeños detalles del entorno, una insistencia en seguir rutinas con extrema precisión, y una preocupación por intereses muy limitados y circunscritos. Habría al menos tres características que aglutinan estas formas aparentemente dispersas de comportamiento y que definirían la conducta repetitiva: la elevada frecuencia de repetición en la manifestación de la conducta; la forma invariante en que se realiza la conducta o actividad; y el hecho de que la conducta resulta inapropiada o extraña en su manifestación y despliegue. Así, cualquier explicación de la conducta repetitiva debe ser capaz de dar cuenta de por qué la conducta se repite con frecuencia, por qué dicha forma de comportamiento permanece inalterada y por qué la conducta es inapropiada o inhabitual y no se desenvuelve de manera normal. (Epstein y cols., 1985; Harris y Wolchik, 1979). La falta de una base empírica sólida hace difícil discernir qué criterios son los que permiten establecer distinciones significativas entre diferentes clases de comportamiento. Pero la mayoría de los autores han coincidido en hacer hincapié en ciertos rasgos de la conducta repetitiva como la frecuencia o el grado de repetición, la inadecuación del acto o movimiento y la complejidad de la conducta. El sistema de clasificación más aceptado es el que agrupa como miembros de una misma clase aquellas conductas que son sistemáticamente semejantes en su forma o contenido, o que se manifiestan generalmente juntas (Turner, 1995). Entre éstas se mencionan:

- **Discinesia tardía**. Movimientos rítmicos involuntarios anormales, generalmente de mandíbula, labios y lengua, aunque también se dan en dedos, tronco y extremidades.
- **Tics**. Movimientos y/o vocalizaciones abruptas, breves, recurrentes. Movimientos espas-

módicos involuntarios que pueden ser suprimidos por el propio individuo durante breves períodos de tiempo. A diferencia de los movimientos estereotipados, los tics varían en intensidad y son de naturaleza no rítmica.
- **Movimientos estereotipados.** Movimientos corporales rítmicos, aparentemente voluntarios, que se repiten de manera invariable y que son inapropiados al contexto situacional como aleteo de manos, balanceo corporal, chasquear los dedos.
- **Auto agresiones.** Cualquier acto repetitivo topográficamente invariable y aparentemente voluntario que pueda causar dolor o incluso daño físico al propio sujeto como golpearse la cabeza, morderse.
- **Manipulación estereotipada de objetos.** Manipulación de objetos topográficamente invariable y repetida de manera inapropiada a la naturaleza y la función habitual del objeto en cuestión, como hacer girar objetos, examinar repetitivamente un juguete, alinear objetos en filas.
- **Apego y preocupación anormal hacia ciertos objetos.** Apego persistente o preocupación desmedida hacia un objeto o parte del mismo que no se utiliza para proporcionar sosiego o seguridad al individuo de forma normal como preocupación persistente por llevar un palo, un

guante de goma, etc. .También puede tratarse de objetos inusuales.
- **Insistencia en la invarianza del entorno.** Insistencia en que uno o más rasgos del entorno permanezcan inalterados sin que haya razón lógica o aparente para ello. Insistir en que las cortinas permanezcan abiertas, o que los adornos ocupen siempre determinadas posiciones. Cualquier intento de cambio origina una marcada resistencia, como por ejemplo insistencia en poner siempre la misma música, en llevar siempre la misma camiseta, etc.
- **Adhesión rígida a rutinas y rituales.** Cualquier rutina o ritual que se caracterice por una total invarianza e inflexibilidad y a la que el sujeto se adhiere estereotipando cualquier situación relevante, como insistencia en vestirse de una misma forma, insistir en comprar un periódico cada vez que va a una tienda, sin tener en cuenta si ya se ha comprado antes (aun cuando el niño no tenga interés alguno en leer el periódico).
- **Uso repetitivo del lenguaje.** Cualquier frase o expresión lingüística copiada de otros, o utilizada repetidamente en momentos y situaciones diferentes como ecolalia inmediata o demorada supuestamente generada por el propio sujeto, aunque de manera inadecuada y repetitiva de las mismas frases o preguntas (palilalia); rituales verbales.

- **Intereses limitados.** Búsqueda o discusión repetitiva y absorbente de un mismo tema o actividad extremadamente limitada. Por ejemplo interés en mapas y discusión acerca de los diferentes países con sus banderas todos los días o incluso a todas horas (aunque el niño no muestre interés alguno en ver películas sobre estos países en la televisión).
- **Obsesiones y compulsiones.** Las obsesiones se definen como pensamientos o imágenes recurrentes que se perciben como molestos, angustiosos y sin sentido. Preocupación por la suciedad y la contaminación, con la consiguiente conducta repetitiva de lavarse y desinfectarse, a fin de combatir la amenaza percibida de una enfermedad.

Las compulsiones se definen como actos estereotipados que se ejecutan en respuesta a una obsesión con el fin de apartar o evitar una amenaza o desastre inminente.

Wing y Gould (1979) en un estudio con niños londinenses confirmaron que los movimientos estereotipados y las pautas repetitivas de conducta coexisten con anomalías sociales de tipo autista, manifestando que todos los niños con alteraciones sociales presentaban un comportamiento repetitivo estereotipado. Este resultado, además del hecho de que la conducta repetitiva es un prerrequisito necesario para el diagnóstico de autismo, viene a indicar que esta conducta es un rasgo tan importante del síndrome autista como las alteraciones sociales y comunicativas que desde hace tiempo han concitado el interés de los investigadores.

Sin embargo, sigue siendo un hecho que la conducta repetitiva en el autismo ha sido relativamente poco estudiada. Esta situación parece deberse a dos razones. En primer lugar, la conducta repetitiva no sólo afecta a individuos con autismo, sino también a sujetos pertenecientes a otros grupos clínicos y no clínicos. En segundo lugar, desde hace tiempo se ha venido asumiendo que estas conductas son un síntoma secundario del trastorno, al que el sujeto recurre como mecanismo para hacer frente a unos niveles de "arousal" alterados.

La conducta repetitiva ha demostrado ser una manifestación común que no solo se observa en personas autistas, sino que es un rasgo del comportamiento normal, sobre todo en la infancia, y en situaciones de aburrimiento y ansiedad

Algunas clases de conducta repetitiva se han considerado como rasgo característico de muchos trastornos clínicos, entre ellos el retraso mental, la esquizofrenia, la ceguera y la sordera, el trastorno obsesivo-compulsivo, la demencia, la enfermedad de Parkinson y el síndrome de Tourette (Frith y Done, 1990; Ridley, 1994; Turner, 1995). Sin embargo, las alteraciones del lenguaje y del funcionamiento social también son típicas de muchos de estos trastornos.

No obstante, lo que más ha servido para minimizar la importancia de la conducta repetitiva en el autismo ha sido el hecho de que estas conductas constituyen un rasgo característico de otros trastornos como problemas de aprendizaje, incluso en los casos en que no se observan alteraciones autistas asociadas. Si bien es cierto que la mayoría de los individuos con autismo presentan trastornos de aprendizaje, parece prematuro concluir que las conductas repetitivas son poco más que simples indicadores de alteraciones intelectuales. Por un lado, esta postura no es consecuente con la observación de que las conductas repetitivas persisten en niños con autismo cuya inteligencia se sitúa en un rango normal e incluso superior (Bartak y Rutter, 1976; Szatmari y cols., 1989; Tantam, 1991). Por otro, esta postura no es compatible con diferencias cualitativas bien patentes, en tanto y en cuanto ciertas clases de conductas repetitivas comúnmente asociadas al autismo (como la insistencia en la inmutabilidad del entorno o las rutinas) no se suelen observar en individuos no autistas con trastornos de aprendizaje (Turner, 1997). A pesar de que se han realizado pocos estudios para explorar la fenomenología de la conducta repetitiva en el autismo con el fin de distinguirla de la que se da en los trastornos de aprendizaje, algunas investigaciones indican que la conducta repetitiva es bastante más común en autistas que en no autistas equiparados con aquellos en edad y nivel intelectual. Hermelin y O'Connor (1963) señalaron que incluso entre individuos con trastornos graves de aprendizaje, aquellos con autismo suelen sufrir accesos más frecuentes y duraderos de movimientos estereotipados que los individuos con trastornos de aprendizaje con alteraciones intelectuales equivalentes. En un estudio realizado con sujetos autistas de alto funcionamiento cognitivo, Szatmari y cols. (1989) señalaron que los movimientos repetitivos, la conducta de insistencia en la invarianza del entorno, el uso repetitivo del lenguaje y los intereses circunscritos eran rasgos más frecuentes en los autistas que en los sujetos no autistas de control remitidos a una clínica psiquiátrica en régimen ambulatorio. El hecho de que la conducta repetitiva no sea privativa del autismo no prueba por sí solo que estas conductas sean un rasgo de escaso interés para el síndrome autista; simplemente indica que la presencia de conductas repetitivas no es la prueba más reveladora del autismo.

La conducta repetitiva basada en la disfunción ejecutiva

Las pruebas cada vez más numerosas de déficit ejecutivo en el autismo han llevado a la creencia de que esta disfunción puede ser un factor de importancia primordial en el síndrome autista. La evidencia de este déficit, tanto en individuos con una inteligencia normal como en autistas de alto funcionamiento cognitivo con trastornos de aprendizaje, es bastante llamativa en tareas de planificación, establecimiento y mantenimiento del set atencional e inhibición de respuestas prepotentes. Uno de los mayores atractivos de esta teoría es el potencial que se le atribuye para explicar algunas de las características del autismo que se resisten a una explicación directa desde otras teorías. En particular, se ha propuesto que las alteraciones primarias en el control y la regulación de la conducta podrían explicar la característica presencia de conductas repetitivas en el autismo.

Si bien no ha habido ningún intento de articular estas explicaciones de forma detallada, la exploración simultánea del funcionamiento ejecutivo y de la conducta repetitiva en el autismo tiene la ventaja de enriquecer ambos temas de investigación. En primer lugar, explorar la forma en que la teoría ejecutiva puede explicar la conducta repetitiva en el autismo servirá, con toda probabilidad, para esclarecer y fomentar el estudio de la conducta repetitiva. Aunque muchos autores han insistido en el descuido que ha sufrido la conducta repetitiva, (por ejemplo Bailey y cols., 1996; Baron Cohen, 1989; U. Frith, 1989; Russell, 1996) ha habido poco interés por fomentar el estudio de este tipo de comportamientos. Si la explicación basada en el déficit ejecutivo se orientara a explorar de qué manera el déficit de regulación de la conducta puede estar vinculado con la conducta repetitiva, se podrían identificar y destacar aquellas áreas específicas del funcionamiento ejecutivo que probablemente están perturbadas en el autismo. Uno de los grandes problemas de la hipótesis ejecutiva del autismo es que se trata de un concepto muy amplio que pertenece a un área cuyo déficit se manifiesta en muchos grupos clínicos diferentes. Entre las ventajas que ofrece este enfoque de investigación, la más importante es la oportunidad de examinar la relación que existe entre la sintomatología y las alteraciones cognitivas. Si un déficit cognitivo desempeña un papel causal importante en el desarrollo del síndrome autista, se siguen una serie de predicciones muy fuertes. Primero, se predice que ese déficit tiene carácter universal en el autismo. Segundo, se predice que ese déficit es específico del autismo. Estas predcciones han sido objeto de muchas estrategias de investigación que intentan determinar la relativa prevalencia del déficit cognitivo en áreas tales como el funcionamiento ejecutivo y la teoría de la mente en individuos con autismo y en sujetos de control no autistas. Sin embargo, una tercera predicción no menos importante de la explicación causal es que cualquier variación en el grado y en la naturaleza del déficit irá asociada con la variabilidad y la gravedad de la sintomatología que supuestamente resulte de este déficit. Ha habido varios intentos recientes de contrastar y validar esta predicción en el campo de la teoría de la mente (U. Frith y cols., 1994). Si se confirma esta predicción, habrá pruebas contundentes de que el déficit cognitivo y el síntoma están fundamentalmente relacionados, sea o no el déficit específico del autismo.

La conducta repetitiva como trastorno en la inhibición de conductas

La inhibición es fundamental para el control y la regulación de la conducta. En el modelo "Sistema Atencional Superior" (SAS), la capacidad de inhibir actos en ejecución y prepotentes se entiende como un aspecto crucial para lograr una regulación normal, flexible y adaptativa de la conducta. Si el SAS perdiera la capacidad de inhibir planes de acción, el comportamiento voluntario autogenerado quedaría seriamente perjudicado tornándose perseverativo. Desde esta perspectiva, es fácil entender en qué sentido se afirma que los trastornos de inhibición pueden ser el sustrato psicológico de la conducta repetitiva.

La incapacidad para inhibir acciones, pensamientos y conductas haría que cuando un individuo está realizando una actividad, la conducta se mantendría hasta un extremo anormalmente rígido y persistente. Así, a diferencia de las explicaciones de la conducta repetitiva antes descripta, que conciben la conducta repetitiva como una forma de mecanismo compensatorio autoimpuesto, esta explicación lo contempla como la contrapartida directa y natural de la tendencia a la perseveración.

Aunque existen muchos paralelismos entre la conducta repetitiva y perseverativa, también hay diferencias clave entre ellas que justifican el mantenimiento de esta distinción. Mientras que la expresión "conducta repetitiva" se refiere a la repetición de una acción o comportamiento espontáneo, la "perseveración" alude a conductas elicitadas o de respuesta. De este modo, la perseveración puede definirse como la repetición inapropiada de un acto o verbalización que ha sido elicitado por una orden o un suceso del entorno anteriores.

La hipótesis de la inhibición conductual predice no sólo que la perseveración inducida experimentalmente debería estar estrechamente correlacionada con datos de observación natural de conductas repetitivas, sino también que habría una asociación entre diferentes clases de conducta repetitiva y distintas categorías de déficit perseverativo. En concreto, podría predecirse que la perseveración de respuesta simple será un indicador de la presencia de conductas repetitivas de bajo nivel relativo, tales como los movimientos estereotipados y la manipulación estereotipada de objetos. Por el contrario, la perseveración fijada en el set podría estar asociada con conductas repetitivas de alto nivel, como los intereses circunscritos, la adhesión rígida a rutinas y rituales y el lenguaje repetitivo. De este modo, al igual que la repetición, la perseveración podría manifestarse como una repetición de la misma secuencia de conducta de bajo nivel una y otra vez, o bien en forma de estancamiento o fijación a un determinado tema o área de interés, en el que pueden darse secuencias de acción variables en torno a un tema que nunca cambia.

Esta explicación también genera algunas otras predicciones. Por una parte, predice una escasa modulación de la conducta repetitiva a raíz de cambios experimentados por el sujeto en el nivel de arousal o ansiedad. Pronostica que ciertas manipulaciones específicas del entorno podrían conducir a una alteración en el nivel de producción de actividades repetitivas. En tareas que guían la dirección de la atención, o en circunstancias que elicitan comportamientos bien aprendidos, esta hipótesis anuncia que habría niveles más bajos de conducta repetitiva en comparación con situaciones que no proporcionen unas directrices de este tipo. Aunque pocos estudios han explorado esta posibilidad, hay algunas pruebas consistentes con esta propuesta. En un estudio de los efectos de la estructura del tratamiento en niños con autismo, Schopler y cols. (1971) observaron que la conducta repetitiva experimentaba una reducción de frecuencia, cuando el adulto estructuraba la sesión de aprendizaje en comparación con los casos en que se dejaba al niño decidir lo que hacer. Asimismo, Bartak y Rutter (1973) señalaron que de tres instituciones dedicadas al cuidado de individuos autistas, la que proporcionaba un entorno más estructurado tenía más éxito en el manejo de los internos y de sus problemas de conducta. Por último, Olley (1987) declaró que el uso de fuertes claves para guiar a los estudiantes en la realización de una actividad, con todos sus pasos intermedios, es un procedimiento muy efectivo para mejorar el comportamiento de niños autistas en diferentes tareas.

Concluyendo, J. Russell (1999) afirma que los problemas generativos que se dan en el autismo pueden sobrevenir como consecuencia de una disfunción ejecutiva al menos de tres formas diferentes, que corresponden con los tres niveles "potencialmente separables" del modelo de Shallice.

La primera de estas formas es un problema en el nivel del dirimidor de conflictos, originado concretamente en un sesgo inhibitorio en el proceso de selección de acciones. Esto puede dar origen a un déficit generativo, debido a que sería necesario alcanzar unos niveles anormalmente altos de activación de arriba hacia abajo para contrarrestar estos efectos inhibitorios e inducir el comportamiento. Dado que el dirimidor de conflictos es el componente encargado de poner en marcha los procesos responsables de la selección de acciones, con independencia de que se ejerza o no un control de arriba hacia abajo, esta explicación predice una inercia generalizada en el autismo. También predice que debería ser posible representar y en consecuencia acceder a las metas, pero no ejecutarlas directamente.

La segunda posibilidad, también hace referencia a un compromiso entre los procesos inhibitorios y excitatorios de control; sin embargo, en este caso, el nivel afectado es el responsable de la imposición de control. Lo que se postula es que el control excitatorio de arriba hacia abajo se impone sobre el proceso encargado de dirimir conflictos a través de una vía neural específica. Por consiguiente, es posible que este sistema quede dañado de forma selectiva, a la vez que se conserva la capacidad de imponer un control inhibitorio. Esto podría traer consigo problemas generativos, si bien las metas que guían el comportamiento deberían permanecer correctamente representadas. En este caso, la alteración se localizaría en el sistema medial de Goldberg (1985), que une el córtex prefrontal dorsomedial con el área motora suplementaria.

Estas dos primeras hipótesis predicen igualmente una alteración de la generatividad unida a una preservación del control inhibitorio. Pero no parecen ser consistentes con los déficit de generatividad e impulsividad que se observan en el autismo en determinadas situaciones.

Esto constituye un verdadero problema, a menos que se opte por la idea de que los trastornos en la inhibición, son síntomas secundarios en relación con un déficit fundamental en la "flexibilidad" en el que el individuo persevera porque no puede generar comportamientos alternativos.

La tercera hipótesis, que mantiene la existencia de una disfunción en el nivel de selección y representación de metas, no presenta este problema, ya que podría darse una incapacidad de generar comportamiento e impulsividad si las metas estuvieran representadas de manera deficiente. Si bien el autismo estaría asociado a la incapacidad de representar metas en el SAS, parece más plausible plantear la hipótesis en términos de una representación de metas degradada. Las redes conexionistas que simulan un comportamiento "frontal" proporcionan un modelo adecuado de este trastorno. Lo que sigue sin aclararse es hasta qué punto las metas están deficientemente representadas, debido a la dificultad para mantenerlas activadas a lo largo del tiempo (un problema de memoria de trabajo) o a causa de una incapacidad para inspeccionar correctamente el ambiente exterior desde un principio. La localización cerebral de la disfunción sería el córtex prefrontal.

De estas tres explicaciones, la tercera es probablemente la que mejor se ajusta a los conocimientos actuales sobre el autismo. Aunque la flexibilidad se contempla como un aspecto cada vez más importante de este trastorno, no parece probable que todos los problemas de impulsividad en el autismo se puedan reducir a un déficit en la flexibilidad, tal y como exigen las dos primeras explicaciones. Por otra parte, la evidencia de que disponemos parece indicar que los problemas generativos que se dan en el autismo no reflejan tanto la incapacidad de traducir las metas a acciones, sino la carencia en la fijación de metas.

Lenguaje

Sobre el lenguaje de los niños autistas se ha escrito más que sobre cualquier otra de sus incapacidades psicológicas.

García Serrano (2002) habiendo estudiado particularmente este aspecto expresa que las personas con autismo manifiestan alteraciones graves, en su desarrollo comunicativo-lingüístico. Podría decirse que hacia los dos años ningún autista presenta lenguaje y que en el 50% de los casos, a los cinco años es nulo. De todas maneras dentro de las características del lenguaje autista hay una gran variabilidad intragrupal, entre las que se pueden observar:

a) Diferencias entre los sujetos autistas.

b) Cambios de las características del lenguaje de un sujeto a medida que cambia la edad de desarrollo.

Las personas con autismo son agrupables de la siguiente manera:

1. Sujetos con mutismo total o funcional.

Mutismo total: ausencia de vocalizaciones.

Mutismo funcional: cuando las vocalizaciones se usan con propósitos de auto estimulación sin intención comunicativa.

2. Sujetos con competencia lingüística. Este lenguaje está caracterizado por:

Alteraciones en el desarrollo pragmático y semántico. Constituyen uno de los rasgos universales del autismo.

Pragmática: Capacidad de usar el lenguaje con fines comunicativos.

Semántica: Capacidad que hace posible que entendamos y produzcamos significados. Por lo general, el desarrollo fonológico y sintáctico, aunque retrasado, sigue el mismo curso que en el desarrollo normal.

- Alteraciones del **lenguaje gestual y mímico.**
- Alteraciones del **lenguaje hablado.**
- **Ecolalia:** inmediata o diferida. Tres cuartas partes de las personas autistas presentan ecolalia.

- **Alteraciones articulatorias** y trastornos en los elementos prosódicos.
- **Habla lenta**, irregular y entrecortada; a veces **rápida y a veces monótona**.
- Dificultades en el control de la intensidad de su voz.
- Retraso en el **desarrollo sintáctico.**
- Grandes **dificultades** en el uso y comprensión de los **tiempos verbales**.
- Alteraciones del **lenguaje comprensivo**.

Según Ramón Pedro (2002), las perturbaciones que comúnmente se presentan vinculadas al autismo en el área del lenguaje son: deterioro cualitativo en los patrones de comunicación, tanto verbal como no verbal y en la actividad imaginativa, retraso en todos los aspectos lingüísticos, destacándose la falta de intención comunicativa, y deterioros en la capacidad de comunicación y comprensión lingüística. Asociados a un detrimento cualitativo en los patrones de interacción social recíproca y a la existencia de un conjunto de actividades e intereses repetitivos, restringidos y estereotipados.

Para Tamarit Cuadrado, comunicación y lenguaje son dos conceptos diferentes. Puede haber comunicación sin lenguaje oral (por ejemplo, de los lenguajes de signos o a través de expresiones, gestos, etc.) y puede haber lenguaje sin comunicación, como los casos de autismo o conductas autistas con ecolalias no funcionales (Tamarit Cuadrado, J. 1992).

Si consideramos que la comunicación es un proceso de desarrollo que se inicia con patrones tempranos de interacción social, y que el lenguaje es producto de este proceso, encontramos que la deficiencia en los patrones de interacción social recíproca del niño autista indefectiblemente traería una alteración en la comunicación verbal y no verbal.

Los componentes semánticos (ligados a las funciones de representación) y pragmáticos (relacionado con las funciones de comunicación) presentan pautas de desviación severa en el desarrollo del lenguaje autista (A. Belloch y Otros, 1995). Estas dificultades estarían estrechamente relacionadas con el desarrollo cognitivo y social del niño autista.

Algunos niños presentan un marcado retraso en la adquisición del lenguaje, otros lo consiguen y después lo pierden junto a otras funciones de la comunicación (García Coto, 1995).

Entre los problemas del **lenguaje** que aparecen como específicos del autismo este autor menciona:

- **Retraso o ausencia del habla**, sin ningún gesto compensatorio.
- **Falta de respuesta** al habla de los demás.
- Uso **estereotipado y repetitivo del lenguaje**.
- **Anormalidades** en la **prosodia** (en el tono, acentuación y entonación).
- Dificultades **semánticas y conceptuales.**
- Comunicación no **verbal anormal** (los gestos y la expresión facial).
- Empleo de **neologismos**.

- **Parafasias paradigmáticas o fonémicas** (caracterizadas por errores en el encadenamiento de fonemas para formar la palabra. Se pueden explicar por mecanismos de omisión, adición, sustitución y desplazamiento).
- **Parafasias sintagmáticas o parafasias verbales morfológicas** (afectan la estructura de la palabra con independencia completa del significado de la misma). Se producen por errores en la selección de segmentos lingüísticos donde se afecta un morfema o toda la palabra.
- **Ecolalia** (capacidad de repetir fragmentos breves o largos del habla) el niño autista atiende al habla de manera selectiva, traduce de forma eficaz el habla que oye en habla que emite. Pero en esta forma de procesar no parece intervenir el procesamiento central. La ecolalia demuestra cómo pueden desperdiciarse los productos finales de un proceso complejo de procesamiento de la información, cuando esos productos finales no reciben la interpretación de otros procesos de orden aún superior (U. Frith, 1995).
- **Lenguaje metafórico** (termino de Kanner) o también denominado "comentario idiosincrásico". Se trata de comentarios raros porque se basan en experiencias únicas, y no remiten a experiencias más generales que sean accesibles tanto al hablante como al oyente. El comentario idiosincrásico indica un fallo de los procesos

que permiten calibrar la comprensión de lo oyentes. En este sentido, la información que se transmite no pasa de ser un fragmento minúsculo, clausurado en sí mismo, que no forma parte de un patrón global coherente (Frith, 1995)

- **Inversión pronominal.** Los niños autistas solo tienden a la coherencia local y no a la coherencia global. Integran muy poca información al mismo tiempo. Tienen problemas para apreciar aspectos muy sutiles de los papeles sociales; además, tienen dificultades con los tiempos de los verbos.
- **Conductas ritualistas.** Como conteo de letras del alfabeto o secuencias más esotéricas tales como memorización tipo almanaque, es decir, el niño autista parece envolverse en una actividad repetitiva y ritualista en una forma unidireccionada que es diferente a los aspectos más sociales, direccionados o compartidos que se pueden observar en individuos comunes (Raymond G Romanezyk, 1999).

"El niño con autismo percibe muy poco la necesidad del contacto interpersonal y sus verbalizaciones suelen representar un tipo de expresión de energía mediante el mecanismo vocal, despojadas de cualquier intento comunicativo... los ruidos que el niño puede emplear son guturales y autoestimulatorios, y no se parecen a los fonemas lingüísticos que se encuentran en el lenguaje normal" (Paluszny, 1996).

Siguiendo a la Dra. Paluszny (1996), sabemos que estos niños no emplean gestos faciales, tienen inexpresividad en su rostro; su mirada es inespecífica y su postura no es apropiada. No mantienen contacto visual y sus movimientos son extraños.

Rutter (1979) propone que el lenguaje receptivo pragmático en estos niños no se desarrolla completamente y es más grave, más profundo (porque el desajuste de la comprensión es mayor) y más amplio que en otros trastornos como en los del lenguaje hablado y escrito, ya que en el autismo aparecen también desajustes de la gesticulación, o no utilizan el código comunicativo gestual.

Con respecto a la audición, el niño con autismo, si bien oye, selecciona los sonidos de distinta manera. Según Rutter, en sus estudios observan que "En el autismo subyace un desorden global del lenguaje que afecta la atención hacia el lenguaje de otros, la comprensión, el lenguaje interno y el lenguaje expresivo" (M. Paluszny, 1996).

Aunque en los autistas, las perturbaciones más notorias aparecerían en el área del lenguaje y la comunicación, dada su importancia, emergerían también alteraciones en otras áreas que interactúan con las anteriores como:

- Desconexión ambiental.
- Falta de imitación de modelos.
- Alteraciones en las respuestas a estímulos sensoriales (hipo o hipersensibilidad).
- Ausencia de manejo creativo de objetos (fascinación por objetos, pero manipulación sin darles su función adecuada).

- Ausencia o bajo nivel de motivación para mantener interacciones sociales, falta de contacto afectivo sin la discriminación correcta de las señales emocionales.
- Resistencia al cambio en el ambiente, y problemas conductuales. Ramón Pedro (2002).

En relacion a nuestra experiencia, nuestro equipo diferencia *Conductas Autistas de Autismo, definiendo a las primeras como "conductas pertenecientes a la serie del autismo, pero secundarias a otra patologia de base y en las que es observable el uso de algún código comunicativo"* (Arrebillaga, 1997). En cambio, entendemos por Autismo, al *"conjunto de conductas anómalas que se corresponden con un cerebro disfuncional, siendo sobrsaliente la incapacidad comunicativa"*(Arrebillaga, 1997).

Nuestros criterios diagnósticos no se basan en la búsqueda de una entidad patológica hacia la explicación de una relación causa-efecto, sino que entendemos que las diversas patologías determinan una dinámica individual particular que se va a manifestar de un modo complejo y multimodal. En esta direccion la evaluación es un proceso de conocimiento que permite indagar en este nuevo fenómeno que es la persona enferma. Ella, su historia, y su medio.

Evaluamos, entonces, las funciones afectadas y las conservadas. Realizamos un relevamiento de las actividades del niño y su contexto familiar y social, la performance individual y su conducta de interacción, consignando las conductas autisticas dentro de un marco analíticofuncional de las mismas, incluyendo alteraciones o deficiencias cognitivas, comunicativas, del lenguaje, las deficiencias relacionales, emocionales y afectivas. Considerando las posibilidades de aprendizaje: la imitación, la simbolización, las percepciones, la discriminación, la atención, la conducta y su contingencia con las influencias del medio en el desarrollo de los sintomas. (Arrebillaga 2005).

CAPITULO III

TRASTORNOS DEL LENGUAJE

Diversos autores que han estudiado la problemática de la comunicación y su compromiso con el aspecto de descodificación y codificación del lenguaje, han denominado a este complejo, bajo diferentes términos, como: Trastorno Mixto del Lenguaje Receptivo Expresivo, Trastorno Afásico – Anártrico, Disfasia.

El DSM IV contempla este trastorno como: Trastorno mixto del lenguaje receptivo-expresivo. Y menciona que la característica esencial del trastorno mixto del lenguaje receptivo-expresivo es una alteración tanto del desarrollo del lenguaje receptivo como del expresivo verificada por las puntuaciones obtenidas en evaluaciones del desarrollo del lenguaje receptivo y expresivo, normalizadas y administradas individualmente, que se sitúan sustancialmente por debajo de las obtenidas mediante evaluaciones normalizadas de la capacidad intelectual no verbal. Las dificultades pueden darse en comunicaciones que impliquen tanto el lenguaje verbal como el lenguaje gestual. Estas dificultades interfieren el rendimiento académico o laboral, o la comunicación social, y los síntomas no cumplen los criterios de un trastorno generalizado del desarrollo (Criterio C). Si hay retraso mental, déficit sensorial o motor del habla, o privación ambiental, las deficiencias del lenguaje exceden de las habitualmente asociadas a estos problemas (Criterio D).

Un sujeto afectado por este trastorno experimenta las dificultades asociadas a un trastorno del lenguaje expresivo (p. Ej. Un vocabulario sensiblemente limitado, errores en los tiempos verbales, dificultad para recordar palabras o producir frases de longitud o complejidad propias de su edad evolutiva, dificultad general para expresar ideas) y también experimenta problemas en el desarrollo del lenguaje receptivo (p. Ej., dificultad para comprender palabras, frases o tipos específicos de palabras). En los casos leves pueden observarse dificultades sólo para comprender tipos particulares de palabras (p. Ej., Términos espaciales) o frases (por ejemplo: frases complejas del tipo «si-entonces»).

En los casos más graves cabe observar alteraciones múltiples que incluyen la incapacidad para comprender el vocabulario básico o frases simples, así como déficit en distintas áreas del procesamiento auditivo (p. Ej., Discriminación de sonidos, asociación de sonidos y símbolos, almacenamiento, rememoración y secuenciación). Puesto que el desarrollo del lenguaje expresivo en la infancia descansa en la adquisición de habilidades receptivas, virtualmente nunca se observa un trastorno puro del lenguaje receptivo (análogo a una afasia de Wernicke en los adultos).

El trastorno mixto del lenguaje receptivo-expresivo puede ser adquirido o evolutivo. En el tipo adquirido se produce una afectación del lenguaje receptivo y expresivo tras un período de desarrollo normal a consecuencia de una enfermedad neurológica o médica (p. Ej., Encefalitis, traumatismo craneal, irradiación). En el tipo evolutivo existe una alteración del lenguaje receptivo y expresivo que no está asociada a afectación neurológica alguna de origen conocido. Este tipo se caracteriza por un ritmo lento del desarrollo del lenguaje donde el habla puede iniciarse tardíamente y avanzar con lentitud a través de los sucesivos estadios del desarrollo del lenguaje.

Las características lingüísticas del trastorno mixto del lenguaje receptivo-expresivo son similares a las que acompañan al trastorno del lenguaje expresivo. El déficit de comprensión es la característica primaria que diferencia este trastorno del lenguaje expresivo, y esta característica puede variar en función de la gravedad del trastorno y de la edad del niño. Las alteraciones de la comprensión del lenguaje pueden resultar menos evidentes que las implicadas en la producción del lenguaje, puesto que no se manifiestan tan claramente al observador y es posible que sólo se evidencien mediante una evaluación formal. Intermitentemente, puede parecer que el niño se confunde o no presta atención cuando se le habla. El niño puede seguir instrucciones de manera incorrecta o no seguirlas en absoluto, y dar respuestas tangenciales o inadecuadas a las preguntas que se le formulan. El niño puede ser excepcionalmente silencioso o, por el contrario, muy locuaz.

Las habilidades para la conversación (p. Ej., Respetar turnos, mantener un tema) suelen ser muy deficientes o inadecuadas. Son frecuentes los déficit en distintas áreas del procesamiento sensorial de la información, especialmente en el procesamiento temporal auditivo (por ejemplo: velocidad de procesamiento, asociación de sonidos y símbolos, secuencia de sonidos y memoria, atención a los sonidos y discriminación de éstos). También es característica la dificultad para producir secuencias motoras fluidas y rápidamente. Con frecuencia, hay trastornos fonológicos, trastornos del aprendizaje y déficit de la percepción verbal, acompañados de alteraciones en la memorización. También se asocian otros trastornos: trastorno por déficit de atención con hiperactividad, trastorno del desarrollo de la coordinación y enuresis. El trastorno mixto del lenguaje receptivo-expresivo puede acompañarse de alteraciones del EEG, hallazgos anormales en técnicas por neuroimagen y otros signos neurológicos. Existe una forma de trastorno mixto del lenguaje receptivo-expresivo adquirido que se inicia alrededor de los 3-9 años de edad y se acompaña de convulsiones, siendo conocido como síndrome de Landau-Kleffner.

Prevalencia

Se estima que el trastorno mixto del lenguaje receptivo-expresivo de tipo evolutivo puede ocurrir en un 3 % de los niños en edad escolar, pero probablemente es menos frecuente que el trastorno del lenguaje expresivo.

Curso

Habitualmente, el trastorno mixto del lenguaje receptivo-expresivo de tipo evolutivo se detecta antes de los 4 años de edad. Las formas graves del trastorno pueden manifestarse hacia los 2 años. Las formas más leves pueden no reconocerse hasta que el niño ingresa en la escuela elemental donde los déficit de comprensión se hacen más evidentes. El trastorno mixto del lenguaje receptivo-expresivo de tipo adquirido puede aparecer a cualquier edad debido a lesiones cerebrales, traumatismo craneal o ictus.

Muchos niños con trastorno mixto del lenguaje receptivo-expresivo adquieren eventualmente unas habilidades lingüísticas normales, pero el pronóstico es peor que en los afectados por un trastorno del lenguaje expresivo.

En el trastorno mixto del lenguaje receptivo-expresivo de tipo adquirido, el curso y el pronóstico están relacionados con la gravedad y la localización de la patología cerebral, así como con la edad del niño y el grado de desarrollo del lenguaje en el momento en que se adquirió el trastorno. A veces la mejoría clínica de las habilidades lingüísticas es completa, mientras que en otros casos puede haber una recuperación incompleta o un déficit progresivo. Los niños con las formas más graves desarrollarían trastornos del aprendizaje.

Patrón familiar

El trastorno mixto del lenguaje receptivo-expresivo de tipo evolutivo es más frecuente entre familiares biológicos de primer grado de quienes sufren el trastorno, que en la población general. No encontrándose aún, pruebas de incidencia familiar en el tipo adquirido de este trastorno.

Retardo Afásico

La correspondencia entre el Trastorno Mixto Receptivo Expresivo fue descripta por Azcoaga en el año 1981 bajo la nomenclatura de "Retardo Afásico", modificado en el año 2001 como Trastorno Afásico y lo define como *"una alteración de la comprensión del lenguaje (del lenguaje interior) que se caracteriza por un déficit de la actividad combinatoria del analizador verbal, resultante o no de una lesión que lo altera directamente, y que se exterioriza por síntomas que afectan a la comprensión del lenguaje y la capacidad de síntesis de proposiciones simples, y desorganiza la elocución, en especial en el aspecto sintáctico-semántico".* (Azcoaga, 1979)

El desarrollo del lenguaje revela la existencia de un analizador motor verbal y un analizador verbal. Este hecho resulta confirmado tanto por la patología del adulto como por la experimentación. Según los documentos anatómicos correspondientes al cerebro adulto, el primero se halla aproximadamente en la zona inferior del lóbulo frontal del hemisferio izquierdo (cuando es dominante) y el segundo en la zona limítrofe entre los lóbulos temporal, parietal y occipital, también del hemisferio dominante. Estas evidencias anatómicas y el proceso de desarrollo del lenguaje en el niño nos dicen que el análisis y la síntesis de los estereotipos fonemáticos y de los estereotipos motores verbales se cumplen en el analizador motor verbal (del lóbulo frontal), mientras que el análisis y la síntesis de los estereotipos verbales (los significados) tienen lugar en el analizador verbal del confluente témporo-parieto-occipital.

Esto no quedaría completo si no se considerara el proceso de aprendizaje propiamente dicho que tiene lugar en el niño, con sus correspondientes etapas genéticas.

Esta consideración está fundada en el peso específico que tiene el proceso de aprendizaje del lenguaje frente a la importancia que suele dársele a la lesión anatómica.

Esta última tiene significación en cuanto al diagnóstico etiológico, pero debe entenderse que perturba la función en la medida en que distorsiona procesos de aprendizaje que debieron haberse realizado normalmente.

Ontogenia y características del Trastorno

Desde temprana edad es posible reconocer algunas características conductuales y del lenguaje que son específicas de este trastorno.

En el nivel pre-lingüístico (alrededor de los tres a seis meses), en la etapa de "Juego Vocal", se observa que existen características distintivas, un juego vocal aumentado cuantitativamente en su producción y con motivos lexicales reiterativos que son manifestación de una conducta perseverativa.

Alrededor de los dos años, cuando el niño comienza con producciones lingüísticas portadoras de significado relacionadas a sus necesidades, e incluidas en una estructura morfo-sintáctica es posible observar la aparición de un lenguaje en ocasiones, (en casos severos) ininteligible, construido por neologismos, con ritmo rápido, que Azcoaga define como "Jergafasia".

Existen otras características conductuales que se manifiestan junto a las alteraciones del lenguaje. La atención tónica se encuentra alterada en sus posibilidades de sostén, y cuando se da la aparición del "ROI" (Reflejo de orientación investigación) que da cuenta de la existencia de la atención fásica se evidencia una conducta de dispersión atencional como consecuencia de fallas en la reversibilidad atencional y donde no se puede sostener la figura perceptiva, siendo entonces el fondo perceptivo una nueva figura. La motivación suele ser rígida o escasa.

La memoria inmediata se encuentra asimismo afectada, el niño no puede descodificar o muestra dificultades en la síntesis ante órdenes verbales, produciendo desde respuestas anómalas, hasta la completa ausencia de respuesta.

Se presentan conductas perseverativas en distintas áreas. En el aspecto lingüístico se observan desde el uso de muletillas hasta motivos lexicales que pueden pertenecer a una orden anterior o presentarse como repeticiones de una sílaba o palabra (confundiéndose con un síntoma de trastorno en la fluencia) pueden aparecer producciones "ecolálicas" y "autoecolálicas".

La presencia de P.V.P. (Parafasias Verbales Paradigmáticas) cercanas o lejanas al sema específico dan cuenta del nivel de severidad del cuadro.

Las latencias (tiempo de demora en la respuesta) pueden presentarse como iniciales o intermedias y ser a su vez ocupadas por interjecciones o una producción lingüística ecolálica que ocupa en general el lugar de la anomia (falla mnésica ante el recuerdo de una palabra). Cuando se da esta falla mnésica el niño puede apelar al uso de circunloquios o perífrasis, si bien la prosodia y la sintaxis suelen estar conservadas.

En los casos severos la cantidad de neologismos, la presencia de P.V.P. y circunloquios hacen del código lingüístico un discurso incomprensible.

La actitud perseverativa se presenta también en el juego donde, en niveles de severidad, pueden aparecer sólo como una conducta de manipulación de objetos, acompañada de estereotipos motores, sin finalidad lúdica.

En casos moderados o leves presentan dificultades en mantener el orden en la ejecución de tareas complejas o juegos compartidos por la pérdida del programa en la relación lenguaje pensamiento.

Las dificultades en la descodificación, cuando esta patología es severa, pueden hacerse evidente como conducta de aislamiento.

El negativismo y las reacciones catastróficas suelen acompañar a las dificultades de comunicación.

La actividad gnósico-práxica revela alteraciones, los niños tienen dificultades para reconocer su esquema corporal, derecha, izquierda, nociones topográficas, temporales y espaciales.

En casos leves, se evidencian, en el aprendizaje pedagógico, los siguientes síntomas:

En la lectura:

- Dificultades en la síntesis
- Dificultades en la comprensión

- Fusión de palabras, debido a que las mismas no son portadoras de significados, perdiendo individualidad
- Omisión de signos prosódicos
- Dificultad en la jerarquización de ideas
- Comprensión más alterada en la lectura silente. La lectura en voz alta, actúa como reforzador auditivo, incrementando los niveles de descodificación.

Escritura espontánea:

- Presenta mayores dificultades, debido a la selección que debe hacer de significados.
- La escritura aparece con un contenido muy concreto, y muchas veces ligado a lo perceptivo (lo que ve en ese momento), o a lo vivencial (reciente especialmente). La estrategia del auto dictado facilita la misma.
- Aparecen alteraciones de la ortografía. También aparece alterado el uso de mayúsculas y minúsculas.
- Anomias que llevan a la sustitución de vocablos.
- Mala utilización de tiempos verbales y concordancia de género y número.
- No se hace uso de oraciones subordinantes.
- En la narración de historias, aparece la enumeración, sin jerarquía en las oraciones. La lógica desaparece generalmente, no pudiendo establecer

las conexiones témporo-espaciales que requiere una historia.
- El dictado suele ser mejor en su producción, ya que la persona que dicta es un facilitador. Pero al estar alterada la memoria, y no guardar el significado completo de lo que se dicta, el dictado aparece incompleto, con omisiones de palabras o de partes de ellas. Las puntuaciones también suelen estar alteradas, no respetando los puntos y aparte o los puntos seguidos.

Copia:

La representación gráfica es facilitadora, y la copia fiel disminuye el error ortográfico. Generalmente la copia es lenta, y el paciente la realiza palabra por palabra, perdiendo el significado completo de lo que debe escribir.

Aprendizaje de las matemáticas:

La dificultad comienza a incidir ya en la capacidad de seriación, clasificación, correspondencia, equivalencia. Dificultades en la conservación y reversibilidad y dificultades en la comprensión de problemas.

Según Comba (2003), los dibujos del niño con esta patología presentan características particulares. La figura humana se repite como si fuera un sello, con idénticas características en todos los dibujos y con escasos elementos creativos. Si aparecen otras figuras, por ejemplo animales, también presentan estas mismas características, y los rostros toman casi la misma forma de aquel sello puesto en la figura humana. La diferenciación de sexo en las figuras, suele estar dada solo por un elemento (la ropa, o el pelo mas largo). Aparece la rigidez tanto en la figura, como en la composición y en el manejo del espacio. En el caso de pacientes con síntomas excitatorios aparecen, al igual que en el lenguaje, una serie de agregados decorativos (botones, rulos, puntillas...) que también poseen la característica de sellos, que se plasman en innumerables detalles.

La fatigabilidad puede observarse como incremento de los errores o posturas corporales de agotamiento. Las mismas dan cuenta de la acción de la inhibición interna protectora.

Las dificultades en la decodificación semántica se manifiestan en la producción de un lenguaje limitado en el uso de semas virtuales y genéricos, en la comprensión de los dobles sentidos, la metáfora y el lenguaje no alcanza los niveles esperables para la edad, dando la impresión de comprender y no encontrar las palabras adecuadas para definir un término, produciendo entonces definiciones por el uso o producciones lingüísticas pobres.

El ingreso de información auditiva y la síntesis ya elaborada en la comprensión de textos es la vía que encuentran muchos padres para colaborar en el aprendizaje de estos niños, que tienen dificultades para incorporar conocimientos sin la figura tutelar del adulto.

ALTERACIONES FISIOPATOLÓGICAS DEL TRASTORNO AFÁSICO

La inhibición puede evidenciar síntomas generados por inercia dónde el nivel de actividad del analizador verbal desciende en su producción, manifestando síntomas de fatiga. El incremento en el número de errores demuestra el descenso funcional del analizador verbal. Los aumentos en la producción de parafasias, latencias y perseveraciones, son manifestaciones clínicas de la fatiga, como consecuencia de la inhibición patológica.

La irradiación desordenada de la excitación da lugar a las parafasias en cualquiera de sus formas. Las P.V.P. son el resultado de desplazamientos en la actividad analítico sintética del analizador verbal, que producen interconexiones anormales en los neurosemas.

La inercia de la excitación puede manifestarse con la aparición de ecolalias o contaminaciones. Estas manifestaciones en el lenguaje son posibles de observar a través del habla, es decir de la actividad del analizador cinestésico motor verbal, como resultante de la actividad combinada de ambos analizadores y donde se evidencia la función rectora del analizador verbal sobre el cinestésico motor. El deterioro en el funcionamiento del analizador verbal es determinante en la organización del lenguaje interno y, como consecuencia produce rigidez en el pensamiento.

Con relación a la atención, su falta de movilidad da lugar a la dispersión.

"Es sabido que la atención tónica resulta de la continuidad en la actividad combinatoria de la corteza cerebral que realimenta así a las estructuras subcorticales que, a su vez, inciden en el tono funcional de la corteza. Cuando esta actividad combinatoria cae, como en el caso del retardo afásico, por los procesos fisiopatológicos alterados, la focalización de la atención también cae, lo que se expresa como una labilidad de la habituación y, por consiguiente, por atención errática y fluctuante" (Azcoaga, 1997 120 pp.).

Las alteraciones en la inhibición interna, en situaciones de irradiación desordenada, da lugar a la logorrea que puede estar acompañada de conductas excitatorias motoras, como la hiperactividad.

En el cuadro N °1 se observan los índices de síntomas Excitatorios e Inhibitorios como expresión de patologías del lenguaje.

Cuadro N° 1: Comparación de índices de los Síntomas Excitatorios e Inhibitorios.

SINTOMAS EXCITATORIOS	*SINTOMAS INHIBITORIOS*
Contaminaciones	Parafasias verbales Paradigmáticas
Ecolalia	Parafasias verbales Sintagmáticas
Auto ecolalia	Asociaciones anómalas

Intoxicación por el vocablo	Latencias (iniciales o intermedias)
Perseveraciones lingüísticas	Anomias
Logorrea	Fatigabilidad
Perseveraciones motoras	Fallas atencionales-dificultad en la reversibilidad atencional
Hiperactividad	Escasa motivación
Perseveraciones lúdicas	Conductas de aislamiento

CAPITULO IV

MODELO DIAGNÓSTICO-TERAPEUTICO

Proceso Diagnóstico:

El **diagnóstico** debe ser entendido solo como **proceso,** como el reconocimiento de una realidad que nos permitirá tomar la postura terapéutica indicada. Utilizamos el modelo Vygotzkiano respecto de la ZDP (Zona de Desarrollo Próximo) de donde el diagnóstico se configura en una estructura abierta, y flexible de tipo evolutivo, donde se clasificarán y categorizarán los síntomas clínicos en busca de una entidad diagnóstica.

La palabra (como unidad lingüística) connota y denota, es decir relaciona, señala, significa e indica; en consecuencia, es necesario ser cauteloso en el diagnóstico para tratar de acercarse a la realidad con el mayor rigor científico posible.

Cuando se entrega un "nombre" a la problemática de un niño, en la devolución a los padres se produce más que un diagnóstico, se pone en juego el futuro del niño, se supone la toma de conciencia y la aceptación de la familia de "esta realidad" de la cual dependerá el "lugar" en el que el niño es colocado.

"No separamos la conducta y el sistema nervioso de las relaciones vinculares; para nosotros un hombre no es sólo un cerebro actuando, ni una conducta ni un complejo afectivo emocional; un hombre es un todo, con su historia vivida y su historia por construir. Su propia historia le pertenece como le pertenece su cuerpo, sus deseos, sus miedos, sus decisiones". (Arrebillaga y Santacroce 1995).

El diagnóstico clínico (aquel que surge de la clasificación y categorización de los síntomas) sólo se corrobora en el proceso terapéutico; valoramos las funciones afectadas y las conservadas y la postura terapéutica es desde las áreas conservadas al déficit.

Modalidad diagnóstico-terapéutica:

Evaluación multiaxial

>Eje 1 Criterio Ecológico.
>Eje 2 Funciones conservadas.
>Eje 3 Funciones perturbadas.
>Eje 4 Mecanismos adaptativos y compensatorios.
>Eje 5 Características interpersonales y situaciones de refuerzo.
>Eje 6 Valoración Neuropsicológica[2].

---

[2] Este eje es propuesto por Mias C. D. desde la perspectiva Neuropsicológica.

Procedimiento diagnóstico terapéutico

Etapas del proceso
Primera etapa: Presunción diagnóstica. Aceptación o modificación.
Segunda etapa: Elaboración del programa terapéutico. Intervención de la familia. Criterio ecológico.
Tercera etapa: Evaluación de los resultados en función de los objetivos.
Cuarta etapa: evaluación de la situación del paciente. Reconsideración de la situación diagnóstica.

Etapas de Valoración Neuropsicológicas:

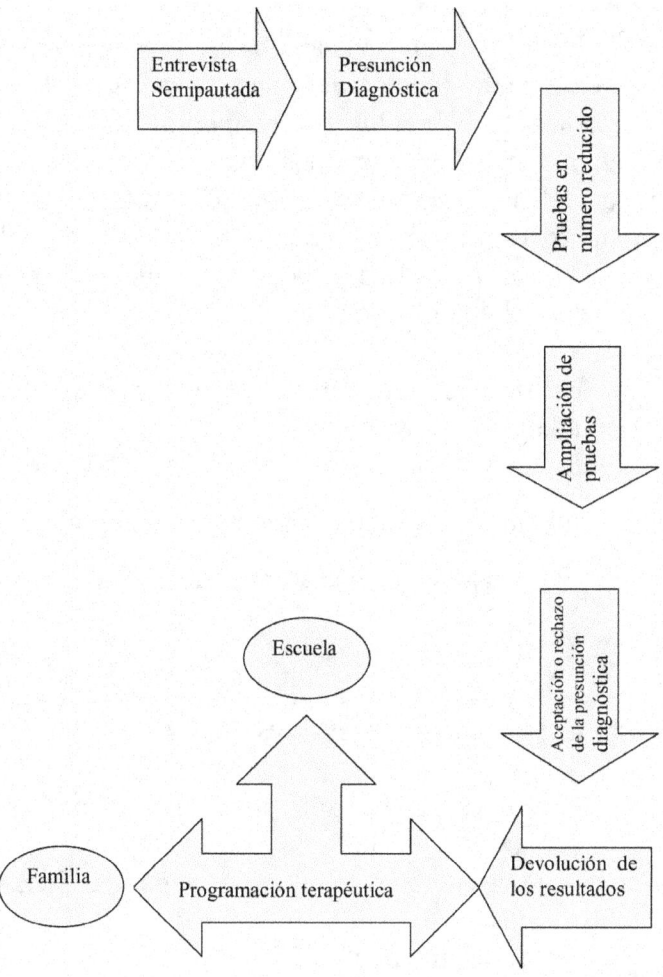

Entrevista de admisión:

La primera entrevista debe ser lo más completa posible, de manera que nos permita conocer, no sólo lo referente a las etapas evolutivas, el medio familiar y social, sino también debe aportarnos los datos suficientes para conocer al niño, sus necesidades, el modo de vincularse con sus pares y adultos, para poder realizar al final de la entrevista una presunción diagnóstica que se corroborará una vez concluida la valoración.

Utilizamos la modalidad de entrevista semipautada y orientada en dos direcciones:
- **a)** El registro de datos y conductas relevantes de las funciones cerebrales normales y patológicas.
- **b)** El relevamiento de la estructura y funcionamiento familiar.

Entre los datos relevantes destacamos:

- En el primer año de vida, características de sueño y vigilia.
- Valoración o fijación de la mirada, fines comunicativos.
- Succión y deglución.
- Capacidad anticipatoria del lenguaje de la madre y el resto de personas que pertenecen al medio circundante del niño.

- Llanto y motivos lingüísticos comunicacionales.
- Registro de conductas ritualistas.
- Registro de placer- displacer.
- Respuesta al ROI. (Reflejo de Orientación Investigación)
- Conducta y calidad de las mismas en el desarrollo psicomotor, fijación de la cabeza, sentado, gateo, marcha.
- Aparición de juego vocal y características del mismo.
- En edades posteriores a los doce meses:
- Etapas de aparición y característica del lenguaje.
- Conductas que den cuenta de la comprensión del lenguaje.
- Códigos de comunicación, cuáles y cómo son usados.
- Conducta ante la presencia y ausencia de los miembros de su familia.
- Conductas alimentarias. Rigidez, plasticidad.
- Conductas ante los cambios de situaciones. Plasticidad o rigidez.
- Control de esfínteres.
- Conducta de relación con el grupo de pares.
- Conductas masturbatorias.
- Conductas motoras ritualistas, estereotipadas. (ecopraxia)
- Conductas lingüísticas estereotipadas (ecolalia, auto-ecolalia)

- Juego, conductas lúdicas aisladas ante la presencia de otra persona tendencia a la estereotipia, juego representativo.
- Conciencia de peligro.
- Estereotipia en la tendencia a tomar contacto con el agua.
- Tendencia a usar el olfato.
- Conducta de utilización ante los objetos. Pertinencia en el uso y manipulación de los objetos.

Respecto de la familia utilizamos los aportes del enfoque Sistémico que nos permite valorar la dinámica familiar, el modo de comunicación, los rituales y creencias, el lugar que ocupa el niño dentro del sistema familiar, los roles parentales y fraternales.

Se solicita a los padres que relaten (por escrito) *"Un día en la vida del niño"* donde conste la mayor cantidad de datos posibles respecto al desempeño de ese niño y su familia .Esta dirigido al relato de un "día tipo" que nos permita conocer las conductas que son un "modo de estar" del niño en el entorno familiar , también es valioso porque en ocasiones permite a los padres "tomar contacto" con su hijo y no solo con la dificultad que presenta , también en ocasiones los padres se "dan cuenta" de algunas modificaciones que podrían incorporar al vinculo cotidiano.(Arrebillaga 2003)

Este material resulta ser muy valioso al momento de confeccionar el *"Programa Terapéutico"*

Es necesario registrar:

- Datos respecto de la posición de los padres a la problemática del niño.
- Si existe acuerdo o desacuerdo, entre los miembros.
- Si existe un comportamiento provocativo o desafiante de algún miembro de la familia.
- El poder de cada uno de los miembros.
- Códigos de comunicación familiar: qué se dice, y cómo se dice.

De los datos recogidos de la entrevista de admisión y del relevamiento de *"Un día en la vida del niño"* se propone la **"Presunción Diagnóstica".** Este diagnóstico presuntivo nos permite elegir y orientar el material de valoración como así también corroborar esta hipótesis al finalizar el proceso diagnóstico.

Pruebas de Valoración Neuropsicológica:

Usamos las pruebas de Valoración Neuropsicológica como un instrumento, donde los datos obtenidos son empleados con un criterio cualitativo más que cuantitativo y realizamos la valoración funcional de la conducta.

No acordamos con el concepto de Cociente Intelectual utilizado hasta la actualidad con un criterio cuantitativo; por el contrario, coincidimos con Howard Gardner (2003) y su propuesta de Inteligencias Múltiples, ésta alude a que tradicionalmente nuestro sistema educativo se ha basado en habilidades cognitivas lingüística y lógico-matemática, es decir utilizando casi con exclusividad el lado izquierdo del cerebro, olvidándonos del lado derecho donde residen todas las habilidades para la creatividad y la iniciativa, el campo de las inteligencias múltiples, como la cinético corporal, musical, espacial, interpersonal, intrapersonal y la naturalista.

A partir de la década del 70 las inteligencias múltiples fueron sistematizadas y de esas investigaciones se han deducido dos aspectos importantes:

Los contextos en los que viven y se desarrollan las personas inciden en la formación o predominio de los distintos tipos de inteligencia. Por tanto, la inteligencia es contextualizada.

La inteligencia no se encuentra solamente en la mente de los sujetos, sino que está distribuida en el intercambio que los sujetos mantienen con sus pares, con libros, documentos y computadoras. Es decir, la inteligencia está física, social y simbólicamente distribuida.

A tal fin, Gardner agrupa en ocho categorías comprehensivas o "inteligencias" la amplia variedad de habilidades que poseen los seres humanos:

Inteligencia lingüística: La capacidad para usar las palabras de manera efectiva, sea oral o escrita. Esta inteligencia incluye la habilidad de manipular la sintaxis o estructura del lenguaje, la fonética o sonidos del lenguaje, la semántica o significados del lenguaje y las dimensiones pragmáticas o usos prácticos del lenguaje. Algunos de estos usos incluyen la retórica (usar el lenguaje para convencer a otros de tomar determinado curso de acción, como es el de lograr una visión compartida en una organización), la mnemónica (usar el lenguaje para recordar información), la explicación (usar el lenguaje para informar, por ejemplo comunicar a un alumno las causas de su aprobación o no) y el metalenguaje (usar el lenguaje para hablar sobre el lenguaje).

La inteligencia lógico-matemática: La capacidad para usar los números de manera efectiva (por ejemplo cuantificar indicadores) y razonar adecuadamente (usar los datos estadísticos en la toma de decisiones) Esta inteligencia incluye la sensibilidad a los esquemas y relaciones lógicas, las afirmaciones y las proposiciones (si-entonces, o causa-efecto), las funciones y otras abstracciones relacionadas. Los tipos de procesos que se usan al servicio de la inteligencia lógico-matemática incluyen: la categorización, la clasificación, la inferencia, la generalización, el cálculo y la demostración de hipótesis.

La inteligencia espacial: La habilidad para percibir de manera exacta el mundo visual-espacial y de ejecutar transformaciones sobre esas percepciones. Esta inteligencia incluye la sensibilidad al color, la línea, la forma, el espacio y las relaciones que existen entre estos elementos. Incluye la capacidad de visualizar, de representar de manera gráfica ideas visuales o espaciales y de orientarse de manera adecuada en una matriz espacial.

La inteligencia corporal-kinética: La capacidad para usar todo el cuerpo para expresar ideas y sentimientos y la facilidad en el uso de las propias manos para producir o transformar cosas. Esta inteligencia incluye habilidades físicas específicas como la coordinación, el equilibrio, la destreza, la fuerza, la flexibilidad y la velocidad, así como las capacidades auto perceptivas, las táctiles y la percepción de medidas y volúmenes.

La inteligencia musical: La capacidad de percibir, discriminar, transformar y expresar las formas musicales. Esta inteligencia incluye la sensibilidad al ritmo, el tono, la melodía, el timbre o el color tonal de una pieza musical. Uno puede tener una comprensión figurativa de la música (global intuitiva), o una comprensión formal (analítica, técnica), o ambas.

La inteligencia interpersonal: La capacidad de percibir y establecer distinciones en los estados de ánimo, las intenciones, las motivaciones y los sentimientos de otras personas. Esto puede incluir la sensibilidad a las expresiones faciales, la voz y los gestos; la capacidad para discriminar entre diferentes clases de señales interpersonales, y la habilidad para responder de manera efectiva a estas señales en la práctica (por ejemplo, para influenciar a un grupo de personas a seguir cierta línea de acción).

La inteligencia intrapersonal: El reconocimiento de sí mismo y la habilidad para adaptar las propias maneras de actuar a partir de ese conocimiento. Esta inteligencia incluye tener una imagen precisa de uno mismo (los propios poderes y limitaciones); tener conciencia de los estados de ánimo interiores, las intenciones, las motivaciones, los temperamentos y los deseos, y la capacidad para la autodisciplina, la auto comprensión y la autoestima.

La inteligencia naturalista: Consiste en el entendimiento del mundo natural incluyendo las plantas, los animales y la observación científica de la naturaleza. Se desarrolla la habilidad para reconocer y clasificar indivi-

duos, especies y relaciones ecológicas. También consiste en la interacción con las criaturas vivientes y el discernimiento de patrones de vida y fuerzas naturales. Habilidad para entender el comportamiento de los animales, sus necesidades y características. Habilidad para trabajar con las plantas.
Conocimiento de las fuerzas enérgicas de la vida. (Gardner, 2003).

En general la primera herramienta utilizada es la *Hora de Juego Diagnóstica*, que nos posibilita realizar el primer acercamiento al niño, para poder efectuar el registro de funciones conservadas y alteradas desde una situación natural en el juego espontáneo.

Hora de juego Diagnóstica: Por lo general se realiza en la primera sesión, ofreciendo al niño material lúdico de diverso tipo que conforma "La caja de juego", como así también juegos de competencia y el uso de la PC con diversos programas. El material es elegido teniendo en cuanta la edad cronológica y los datos aportados anteriormente, en la entrevista, respecto a las conductas y hábitos que posea el niño a valorar.
- El objetivo del mismo es valorar con un criterio cualitativo los siguientes procesos:La atención en sus aspectos de tónica (sostenida) y fásica (ROI[3])

---

[3] ROI: reflejo de orientación – investigación.

- La **reversibilidad atencional**, donde es posible observar el sostén de la atención tónica ante la presencia de un estímulo no pertinente, sobre todo auditivo.
- Dentro de la **atención**, consignamos el sostén de la figura perceptiva sea visual, auditiva o lingüística (semántica en general) y la permanencia del fondo perceptivo. Es dable observar que cuando se dan fallas atencionales, el paso de la figura al fondo perceptivo ocurre frecuentemente, dando lugar a otra figura que desvía la atención del estímulo presentado.
- En la **motivación** es necesario observar si se corresponde con la edad, y si ante diversos estímulos presentados, el niño evidencia plasticidad aceptando los mismos, o tiende a permanecer indiferente o a motivarse por un solo tipo de actividad, con una conducta rígida.
- En la **memoria** evaluamos la memoria inmediata, desde la entrada de la información semántica, ante el cumplimiento de órdenes simples y dentro de la ejecución de las mismas, el análisis y la síntesis, esto es, si cumple la cantidad de órdenes y respeta la secuencia dada. La memoria a largo plazo o remota. La memoria procedural, donde la ejecución de una acción está constituida por los pasos necesarios hasta la concreción de la misma, como así también la verificación del acto a realizar.

- En el **aspecto sensoperceptivo** evaluamos la entrada de información visual auditiva, táctil, cinestésica y dentro de cada una de ellas el análisis y la síntesis y la modalidad donde evidencia mayor motivación y posibilidades de ejecución.
- En la **habituación** es necesario relevar si el niño puede permanecer en una actividad programada o libre sin variar el sostén atencional ante la presencia de un estímulo ajeno y permanente u ocasional.
- Durante toda esta actividad se consigna la entrada de **información semántica** como así también la producción lingüística espontánea y dirigida. Es también necesario consignar si el lenguaje acompaña a la acción (si el niño se encuentra en etapa de soliloquio y juego egocéntrico, entre los tres y cuatro años). En edades posteriores, se puede observar si la planificación de la acción (Función ejecutiva) es correcta y acompañada de **Lenguaje Interior** con su posterior verificación. Es importante destacar que el lenguaje interior en su estructura de símbolo de lenguaje externo plegado configura el material del pensamiento.

Incluimos el aporte Vygotzkiano para la **Zona de Desarrollo**, evaluando la respuesta ante un estímulo que configura la Zona de Desarrollo Real; y luego relevamos la respuesta al mismo estímulo con facilitadores, donde el terapeuta oficia de tutor. Luego contrastamos esta con la respuesta anterior y verificamos si se producen modificaciones. Esta última conducta la incluimos en la Zona de Desarrollo Próximo. Entre las pruebas utilizadas podemos enunciar:

El test de Decroly causa efecto, el Peabody, el Therman Merryl, el WIPSI, el Wisc, el test Figura /Palabra de vocabulario Expresivo, el test Figura /Palabra de vocabulario Receptivo de Morrison F. Gardner, la escala CARS de Schopler, E. y cols., test Proyectivos, el TAT, el Desiderativo, el test de Bender, el de Figura Humana.

En la etapa de ampliación de pruebas, en ocasiones se solicita la intervención de otro miembro del equipo para que realice un examen más específico sobre algún aspecto a investigar, por ejemplo: el gnósico práxico, el auditivo, el emocional, el neuro-kinésico, el visual.

Si el niño se encuentra en edad de concurrir a una institución escolar, se utiliza el *"Protocolo de Observación Áulica"* que usamos en nuestra Fundación (Garimanno y Comba, 2003, Ver Anexo N° 1) y que ha completado el gabinete psicopedagógico o la docente. Este protocolo contempla todas las funciones que observamos en la valoración y nos permite confrontar con la mirada del docente, en situación de contexto escolar, ante el aprendizaje y la conducta de relación con el grupo de pares y docentes. Además se observan las producciones realizadas en la institución escolar desde el ingreso hasta el momento de la consulta con el objetivo de reconstruir la historia del aprendizaje del niño en evaluación.

Al finalizar el diagnóstico que es entendido como un proceso abierto, en búsqueda de funciones conservadas y alteradas, se realiza la devolución de resultados a los padres con la propuesta o programación terapéutica. En la devolución, se entrega un informe donde consta:
- El tipo de pruebas administradas.
- El relevamiento de conductas normales.
- El relevamiento de conductas anómalas.
- La clasificación y categorización de las mismas.
- El Diagnostico Clínico.
- El Diagnóstico Fisiopatológico.
- El Diagnóstico retrospectivo, con la Zona de Desarrollo Próximo, de donde derivara el pronóstico.

Conclusión diagnóstica-devolución:

Diagnóstico Clínico.
Pronóstico ZDP (Zona de desarrollo próximo).
La familia en el rol de co-terapeuta.
Programa de modificación y/o resignificación de conductas atinentes a las funciones.
Inclusión del terapeuta eje.
Inclusión del Auxiliar Terapéutico.
Incorporación de la familia a "un grupo de autogestión".
Propuesta de un periodo de tiempo para revisar el diagnóstico y el programa terapéutico.

En nuestra institución usamos el Modelo de **Sistema Terapéutico**, desde el cual se desmitifica al terapeuta como el poseedor de saberes que con recursos interpretativos puede decidir acerca de la problemática de un paciente; por el contrario, el terapeuta y el paciente configuran una unidad desde donde se abordarán los recursos terapéuticos orientados a la resolución de los signos patológicos recogidos en la valoración neuropsicológica. Se trabaja en situación contextual donde la familia, la institución educativa y el entorno socio-cultural, ocupan un lugar relevante y forman parte del sistema terapéutico. Este modelo contempla la postura de sistema, en el criterio de considerar al hombre, no como un ser con sus problemáticas interpersonales, sino como resultante de la interacción con su entorno; por eso hablamos de relaciones interpersonales, de su historia, de los modos de comunicación familiar y social, de los códigos, de los roles otorgados y asumidos y del aspecto socio-cultural. Cada ser produce modificaciones en el sistema ecológico y el sistema a su vez lo modifica, en interacción permanente, constituyendo un sistema dinámico y abierto.

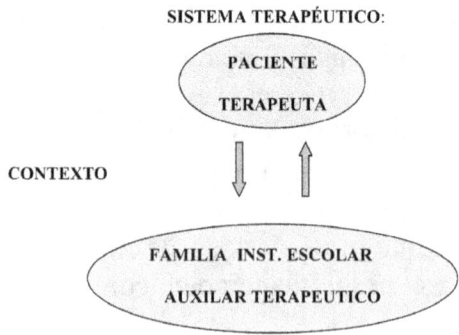

El programa terapéutico está dirigido a cada niño y su realidad familiar y social, atendiendo a las potencialidades conservadas y a las áreas con déficit y orientadas en dos direcciones:

Para la familia y para la institución escolar.

Para cada una de ellas, proponemos la inclusión de tutores y cuando es necesario incluimos la figura del AT (Auxiliar Terapéutico)

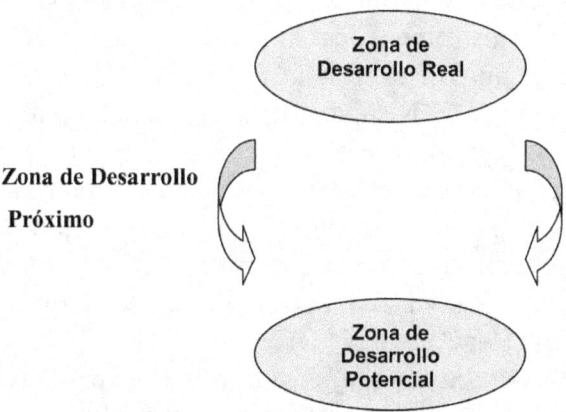

Este modelo nos permite realizar una propuesta con objetivos a corto plazo, aproximadamente seis meses, luego de los cuales se revisa el Diagnóstico Clínico resultante de la valoración, y se modifican o se conservan aquellos ítem que han resultado positivos para la modificación de las conductas anómalas y en ocasiones se replantea el diagnóstico propuesto en la devolución.

Para la institución escolar se envía un programa donde se dan pautas con objetivos y recursos para ser usados por el docente. Cuando las posibilidades del docente no le permiten acompañar este proceso, o cuando el rendimiento del niño es muy descendido, es el AT (auxiliar terapéutico) quien aplica el programa y se constituye en nexo entre la situación (en ocasiones asépticas) de sesiones individuales y la contextual donde el niño es incluido en un grupo de pares y en una situación reglada como es la situación educativa.

Según sea la problemática y el nivel de severidad que presente cada niño, se elaboran programas con adaptaciones instrumentales en casos leves, o curriculares en casos de mayor severidad.

El A.T. es supervisado quincenalmente por el terapeuta o equipo terapéutico para consignar si la intervención es la adecuada y modificar o conservar la propuesta. El AT registra en un informe el rendimiento del niño en las diversas áreas que contempla la curricular escolar, como asi mismo la conducta de relación con los pares y adultos (Ver Anexo N º 2).

Para la familia, el programa terapéutico se confecciona teniendo en cuenta el modo de funcionamiento de cada sistema familiar, los códigos de comunicación, los rituales y creencias, el nivel sociocultural y el lugar que ocupa el niño en ese contexto. Esta propuesta contiene tanto los recursos para la estimulación de las áreas deficitarias como el refuerzo de las conductas del entorno familiar que favorecen el desarrollo general del niño.

El programa contempla la estimulación de los procesos básicos de aprendizaje, es decir **atención, motivación, memoria, habituación, sensopercepción** en situaciones de contexto, donde la familia participa de sesiones grupales y presencia sesiones individuales del niño asistido, con el objetivo de ser instruido en el uso de registros, donde se usan facilitadores orientados a la estimulación de los procesos enunciados. Estos recursos están dirigidos al uso de estímulos visuales, auditivos, táctiles, acompañados de lenguaje hablado y cuando el aspecto de descodificación está alterado se amplían al uso de códigos comunicativos gestuales que acompañan el lenguaje hablado.

Cuando un niño presenta conductas de aislamiento, es necesario poder ingresar en su campo visual y sensorial. La técnica de "la sombra" y la del "espejo" aportan recursos valiosos. La primera consiste en colocarse detrás del niño en contacto con su cuerpo, con las manos del terapeuta sobre las del niño con el objetivo de ayudarlo a ejecutar determinada acción acompañada de lenguaje, como si terapeuta y paciente conformaran una sola persona. La segunda, está dirigida a lograr que el niño perciba en el otro, la misma conducta que él realiza; en ocasiones el uso del espejo acompañando esta actividad contribuye al logro del objetivo propuesto. Es frecuente que el niño se cubra con las manos los oídos, o se tape los ojos; en estas circunstancias interpretamos que no se encuentra en condiciones de recibir dos estímulos simultáneos, de modo que usamos una sola entrada de información, sea auditiva o visual. Si presenta una marcada tendencia a tomar contacto con el agua realizamos alguna actividad utilizando este medio. En caso de tener una marcada conducta ambulatoria, es oportuno acompañarlo a realizar actividades que impliquen descarga motora para lograr luego un periodo de quietud y mayores posibilidades atencionales.

Cuando estos procesos han evolucionado y estamos en condiciones de favorecer la adquisición del código lingüístico, usamos estímulos sensoperceptivos y lenguaje dirigidos a favorecer el aspecto de decodificación y codificación semántico-fonológica, donde el objetivo es lograr el uso de sustantivos, luego verbos y posteriormente la incorporación de nexos.

Para poder abordar la estimulación del código lingüístico es necesario que el niño desarrolle la apetencia por comunicar y que los niveles atencionales y motivacionales le permitan realizar conductas imitativas.

Cuando los niños poseen un lenguaje agramático, con algunos signos lingüísticos, ausencia de nexos, dificultades en la concordancia de género y número e incorrecta conjugación de tiempos verbales, se estimula el uso de sustantivos y verbos, elementos que le permiten establecer un código de comunicación interpersonal, que aunque limitado, le otorga al niño la posibilidad de expresar sus necesidades y deseos. La incorporación de nexos, generalmente se da en una etapa posterior, cuando el niño haya ampliado la conducta imitativa. El terapeuta, la familia y la institución educativa configuran hitos en la estimulación para la adquisición y desarrollo del lenguaje hablado.

Según Vigotsky (1934) es importante destacar que el lenguaje posee una naturaleza social, se adquiere en la comunicación y diálogo con los demás y es al mismo tiempo que social, intelectual y abstracto.

CAPITULO V

APROXIMACIÓN A LAS CARACTERÍSTICAS PARTICULARES Y COMUNES DE AUTISMO Y TMLRE

Siendo el lenguaje la función rectora y a través del cual se adquieren y desarrollan las demás funciones, resulta evidente que un niño con dificultades en la adquisición y posterior desarrollo del mismo, presente conductas anómalas en otras áreas. Cuando dentro de una problemática del lenguaje y la comunicación, se encuentra afectado el aspecto de la descodificación semántica, se pueden observar alteraciones en diversas áreas de la conducta. Por ejemplo: dificultades en la atención; en la memoria inmediata y la motivación se observa con rigidez y muy ligada a sus intereses. Si el nivel de severidad es muy grave, el niño puede manifestar conductas de aislamiento, al no poder comprender ni expresar sus necesidades y deseos. También el desarrollo de las funciones gnosico-práxicas, depende de las posibilidades de comprensión del lenguaje que posea (para adquirir las nociones de derecha-izquierda, arriba-abajo, por ejemplo, es necesario que se dé la comprensión de la consigna, la abstracción y las posibilidades de ejecución).

De lo descripto anteriormente se deduce que los síntomas que presenta un niño con Autismo se encuentran también en un niño con TMLRE.

A continuación se describen las características pertenecientes al Síndrome Autista y al TMLRE; posteriormente se establecerán los síntomas clínicos particulares y compartidos de ambos cuadros.

CARACTERÍSTICAS SINTOMÁTICAS DEL AUTISMO

- Conductas de aislamiento.
- Conductas estereotipadas: estereotipias motoras, lingüísticas y lúdicas.
- Ausencia del código lingüístico.
- Código lingüístico con características particulares.
- Ecolalias.
- Autoecolalias (perseveraciones).
- Neologismos.
- Parafasias fonemáticas.
- Parafasias Sintagmáticas o parafasias verbales morfológicas.
- Parafasias paradigmáticas.
- Uso de la tercera persona en lugar del yo
- Autobalanceo.
- Juegos rituales.
- Actividad lúdica no simbólica y desorganizada.
- Ausencia de interés por juegos y juguetes.
- Conductas rituales.

- Rigidez ante los cambios: en el hábitat, la alimentación, la vestimenta, etc.
- Conductas arbitrarias ante situaciones cotidianas.
- Llanto inmotivado.
- Risa inmotivada.
- Conductas agresivas y/o autoagresivas.
- Conductas de terquedad y negativismo.
- Mirada no comunicativa.
- Deterioro en la adquisición y desarrollo de las gnosias y praxias.
- Destreza selectiva ante determinadas actividades.
- Desconocimiento del peligro.
- Umbral de percepción aumentado o descendido.
- Tendencia a tomar contacto con el agua.
- Conductas masturbatorias.

CARACTERÍSTICAS SINTOMÁTICAS DEL TRASTORNO MIXTO DEL LENGUAJE RECEPTIVO EXPRESIVO

- Alteraciones en la descodificación lingüística.
- Jergafasia.
- Ritmo lingüístico lentificado o acelerado.
- Presencia de P.V.P.
- Neologismos.
- Circunloquios.
- Perífrasis.
- Definiciones por el uso.
- Anomias.

- Latencias (iniciales e intermedias).
- Alteraciones en la atención tónica.
- Alteraciones en la reversibilidad atencional.
- Fatigabilidad (se observa con el incremento de errores).
- Distractibilidad.
- Tanteo Verbal.
- Compensación con el código comunicativo gestual cuando no puede nominar.
- Perseveraciones lingüísticas.
- Inercia excitatoria o inhibitoria (irradiación desordenada).
- Mecanismos defensivos.
- Respuestas lentificadas o ausencia de las mismas, a una demanda del terapeuta.
- Conductas reactivas de terquedad y negativismo.
- No aceptación de límites.
- Conducta desafiante.
- Baja tolerancia a la frustración.
- Rigidez en la elección del material lúdico.
- Anosoagnosia.

En el cuadro N º 2 se expresan a modo de cuadro comparativo las diferencias sintomáticas que caracterizan y diferencian a las patologías de Autismo y el TMLRE. Como se observa, una de las mayores dificultades que se encuentran en el diagnóstico es la presencia de síntomas comunes.

Cuadro N° 2 comparación entre los síntomas de Autismo y Trastornos mixto del lenguaje Receptivo-Expresivo.

AUTISMO	T. M. L. RECEPTIVO-EXPRESIVO
Ausencia o alteración de diverso grado y magnitud en la posibilidad de usar el código lingüístico	Ausencia o alteración de diverso grado y magnitud en la posibilidad de usar el código lingüístico
	Uso de código comunicativo gestual
Código lingüístico perseverativo	Código lingüístico perseverativo
Presencia de neologismos	Presencia de neologismos
Parafasias paradigmáticas	Parafasias paradigmáticas
Parafasias sintagmáticas	Parafasias sintagmáticas
Uso de la tercera persona	Uso de la tercera persona en reemplazo del yo
Tendencia a usar el olfato	
Auto balanceo	
Juegos rituales	Juegos con intención de comunicación
Respuesta anárquica a la fijación o de la mirada	Uso de la mirada con fines comunicativos
	Uso de otros códigos

	de comunicación
Actividad lúdica no simbólica y desorganizada	Actividad lúdica simbólica y organizada
Respuestas caóticas ante cambios de situaciones	Plasticidad para aceptar y adecuarse a cambios de situaciones
Estancamiento en la evolución del pensamiento	Evolución del pensamiento

En el cuadro N º 3 se exponen los síntomas comunes a cada patología (Síndrome Autista y TMLRE) como así también los síntomas únicos característicos que distinguen una de otra patología.

Cuadro N º 3: Comparación entre Autismo y Trastorno del lenguaje Receptivo Expresivo

Autismo						
Ausencia o alteración en el uso del código lingüístico.	Juegos Rituales	Respuestas caóticas ante cambios de situaciones	Estancamiento en la evolución del pensamiento	Respuesta anárquica a la fijación de la mirada	Actividad lúdica no simbólica y desorganizada
Juegos con intención de comunicación	Código lingüístico perseverativo				
Plasticidad para aceptar y adecuarse a cambios de situaciones Evolución del pensamiento		Presencia de Neologismos			
			Parafasias paradigmáticas		
Uso de la mirada con fines comunicativos					
Actividad Simbólica				Parafasias Sintagmáticas	
Actividad lúdica simbólica y organizada				Uso del código comunicativo gestual	Uso de la tercera persona

(Fila izquierda: **Trastorno del lenguaje Receptivo- Expresivo**)

⇒ Aspectos del Autismo. ⇒ TMLRE. ⇒ Aspectos en común entre los dos trastornos.

CAPITULO VI

METODOLOGÍA

El presente estudio pretende describir cualitativamente la diversidad de síntomas que caracterizan al Autismo y al Trastorno Mixto del Lenguaje Receptivo Expresivo (TMLRE), considerando tanto sus aspectos comunes como diferenciales, con el objetivo de ofrecer un acercamiento en la diferenciación diagnóstica de dichas patologías.

Muestra:

La muestra está constituida por 15 sujetos que abarcan desde la primera infancia hasta los seis años aproximadamente. La misma se halla conformada por sujetos que llegaron a consulta con Diagnostico de **Síndrome Autista** . La población esta compuesta por niños que acudieron a la Fundación APINEP, derivados de otras instituciones y con los diagnósticos respectivos ya efectuados, de lo que se desprende que la característica de la muestra es no aleatoria e intencional. El reducido tamaño de la muestra del grupo de niños diagnosticados con **Autismo**, responde al tipo de diseño, donde se propone la aplicación de la escala CARS, y luego de un período de seis meses de tratamiento la administración del instrumento y la confrontación de ambos puntajes, para una nueva lectura diagnóstica.

Materiales:

En el presente estudio se utilizaron tres instrumentos de valoración, una escala para la población con diagnóstico médico de **Autismo** y dos test de lenguaje para los mismos sujetos en la etapa de post test. Vale aclarar que los tres instrumentos fueron confeccionados específicamente para valorar Autismo y TMLRE. Se aplicó la prueba para evaluar lenguaje al grupo niños que en el post-test registraron valores bajos, sugiriendo una modificación en la lectura diagnóstica inicial.

1)- La escala para evaluación de niños autistas **CARS** (por sus siglas en inglés, Childhood Autism Rating Scale) Schopler, Reicher y Rochen Renner, está compuesto por 15 ítem. Cada unos de los ítem de la escala están relacionados con los criterios de Kanner (1943), los puntos de Creak (1961), la definición de Rutter (1978) y la sociedad Nacional de niños con autismo (NSAC, 1978) y el DSMIV (1980), lo que nos permite tener ítem altamente representativos del comportamiento autista. La clasificación del CARS, puede hacerse desde diferentes fuentes como observaciones durante evaluación psicológica, entrevistas a los padres, o de registros de historia (clínica).

El administrador, puede evaluar cada ítem con valores que van desde 1, que indica que la conducta del niño está *dentro de los límites normales*, hasta 4, que indica que la conducta del niño es *severamente anormal*. La escala tiene la posibilidad de utilizar puntajes medios (1.5, 2.5,

3.5) cuando esté entre dos categorías, obtenido así siete valores permitidos. El puntaje total de la escala se obtiene con la sumatoria de los ítem. Este puntaje total nos permite asignar la categoría de *No Autista*, para los valores entre 15 y 29.5, y la categoría *Autista* para el intervalo 30 – 60. Los puntajes que se extienden entre 30 y 36.5 indican suave a moderado, mientras que aquéllos iguales o mayores a 37 indican Autismo Severo.

La escala posee estudios de confiabilidad en sus dos dimensiones fundamentales: consistencia interna mediante alfa de Cronbach con un coeficiente de .94, y estabilidad mediante el procedimiento test-retes, con un valor de .72. Además, la escala posee estudios de objetividad, donde el coeficiente Kappa registra una probabilidad de acuerdo Interexaminadores de .64.

Contiene los siguientes ítem:

I-*Relación con la persona:* Un daño en esta área es considerado una de las principales características del autismo.

II-*Imitación:* Este ítem se ha incluido debido a que muchos niños presentan dificultad en la imitación tanto del lenguaje como motora. Esta habilidad para imitar es considerada básica para el desarrollo del habla. La imitación de este tipo es de gran importancia para el tratamiento y la educación de niños pequeños, así cuando esta área está dañada se considera un rasgo principal de autismo.

III-*Respuesta emocional*: El autismo es considerado como un déficit en el contacto afectivo, más aún, las respuestas emocionales inapropiadas o anormales son consideradas una de las principales características del autismo.

IV- *Uso del cuerpo:* Los movimientos peculiares y especialmente estereotipados del cuerpo como aleteo, golpes reiterados, girar cosas, son considerados características de autismo.

V- *Uso de los objetos:* El uso inapropiado de objetos como juguetes u otros es visto como de manera cerrada e inadecuada, en relación con el de otras personas. Tales conductas son indicadores principales en la descripción clínica.

VI- *Adaptación al cambio:* Una dificultad en esta área es otro de los principales indicadores, y es tomado de Kanner pero se mantiene en las investigaciones actuales.

VII- *Respuesta visual:* La evitación al contacto visual fue ampliamente reportada en niños con autismo. Así como el contacto visual a juguetes y otros objetos.

VIII-*Respuesta auditiva:* La escala refiere al registro de la conducta respecto a una fuente auditiva. La función de escucha posee claras implicancias en esta escala para la enseñanza del habla u otros tipos alternativos de comunicación.

IX- *Respuesta al tacto, gusto y olfato:* Se han observado conductas tendientes a morder, lamer, oler, y frotar objetos o personas, también se registra la respuesta al dolor.

X- *Temor y nerviosismo:* Son temores inexplicables que aunque no es una característica principal de autismo, su frecuente presencia hace justificable su inclusión.

XI- *Comunicación Verbal:* Este ítem evalúa el rango del lenguaje autístico, que va desde mutismo, uso bizarro del lenguaje y escaso lenguaje significativo. La mayoría de las definiciones de autismo sostienen que la comunicación verbal es una de las principales características disfuncionales.

XII-*Comunicación no verbal:* Este ítem se refiere al uso de respuesta gestual, o cualquier otro tipo de comunicación no verbal.

XIII- *Nivel de actividad:* Este ítem no es considerado como una característica primaria del síndrome, pero es dable observar como conducta en el juego y en el aprendizaje en general.

XIV-*Nivel y consistencia de la función intelectual:* Este ítem es una profundización del tomado por Kanner referido a una diferencia o retardo en el funcionamiento intelectual.

XV- *Impresión general:* Se refiere a una clasificación global del grado de autismo registrado en el niño durante el periodo de observación, incluyendo los juicios cualitativos y cuantitativos de la conducta observada, y clasificada durante una sesión diagnóstica.

Entre las **ventajas** de este dispositivo se halla el énfasis del CARS en la conducta empírica, posibilitando hacer un diagnóstico y clasificación, más allá del dominio privado de la clínica. Con relación a otros instrumentos el CARS ofrece ciertas ventajas:

- Porque contempla en sus quince ítem la conducta del niño en todos sus aspectos, tanto en la relación interpersonal (comunicación verbal, no-verbal, etc.) como intrapersonal (uso del cuerpo, miedo y nerviosismo, etc.) unificando diversos criterios diagnósticos.
- La validez de la prueba está determinada por su aplicación, durante más de una década, en más de 1500 niños. En la ciudad de Buenos Aires un grupo de investigadores del Hospital Garraham aplicó la prueba a un grupo de niños confirmando su confiabilidad (anexo N° 3).
- La aplicabilidad en niños de todas las edades incluyendo preescolares.
- Su aplicación resulta práctica porque puede ser utilizada no sólo por expertos, y es resultante tanto de la observación directa de la conducta del niño como de otras fuentes.

Sin embargo puede derivar en ciertas **desventajas**:

- Pone en riesgo el resultado, por estar muy ligado a la subjetividad del investigador al clasificar cada ítem y otorgarle un puntaje.
- Varios de los ítems que pueden consignarse con alto puntaje no son sólo características pertenecientes al autismo sino que pueden presentarse en niños con patologías del lenguaje de nivel de severidad moderado y profundo, evi-

denciando cierta limitación en el uso de este instrumento.

- La valoración de la actividad gnósico práxica, no es un ítem destacado en esta escala, desconociendo que en el desarrollo de un niño, una etapa evolutiva importante es la posibilidad de representación gráfica, lo mismo que, las nociones témporo-espaciales y nociones topográficas.

2)- Test Figura palabra de Vocabulario Expresivo. De Morrison, F. Gardner. Es una prueba elaborada para obtener una rápida y válida estimación de la inteligencia verbal expresiva de un niño, proporcionando conocimientos como: Defectos del habla, posibles discapacidades de aprendizaje, la fluencia de un niño bilingüe en el idioma del lugar, y el procesamiento auditivo, es decir, la traducción verbal del material auditivo procesado. El test es diseñado para niños de 2 a 12 años de edad. El propósito del test es obtener una estimación basal de la inteligencia verbal de un niño mediante la calidad y cantidad de su vocabulario expresivo adquirido. La cantidad y calidad del vocabulario de un niño son determinadas por su capacidad de expresar en palabras lo que ha aprendido de su ambiente y de la educación formal. La extensión del vocabulario del niño se refleja en lo bien que puede procesar el lenguaje, de modo que sea capaz de identificar verbalmente figuras. Este test se desarrolló como medición de cómo el niño piensa, ya que éste debe identificar un objeto único o un grupo de objetos sobre la base de un concepto único. La prueba puede administrarse en 15 minutos aproximadamente. Sin embargo el tiempo que se le destine a la misma dependerá del niño ya que no es una prueba con límite temporal sino de rendimiento. (Morrison, F. Gardner, 1987).

Entre las **ventajas** de este test se puede mencionar:
- No es un test de elección múltiple, es decir que elimina el alto riesgo de adivinación, y reduce la confusión en el niño, favoreciendo una participación más activa del mismo lo que permite obtener un mayor registro de factores como la conducta (distracción, atención, hiperactividad, gestos etc.), su pronunciación, el tipo de respuesta etc.
- Permite asi mismo obtener un nivel basal y un techo en el que no restringe el comportamiento del niño a un solo nivel o valor predeterminado.

Como **desventaja** se puede mencionar:
- La rigidez en el uso del vocabulario, ya que no considera estructuras lingüísticas sino palabras aisladas.
- En cuanto al material gráfico es de tamaño reducido en algunas láminas y su diseño es poco preciso.

3)-Test Figura palabra de Vocabulario Receptivo. De Morrison, F. Gardner. Constituye una prueba de administración individual referido a normas, diseñado para ser empleado en niños de 2 años a 11años y 11 meses de edad. La prueba está compuesta por 100 láminas ordenadas según su dificultad y formularios de registro. Cada lámina presenta cuatro ilustraciones, de las cuales se pide al niño que seleccione aquella que representa la palabra presentada oralmente por el examinador. La prueba puede efectuarse en 10 a 15 minutos. Puesto que las normas de esta prueba son equivalentes a las del Test Figura Palabra Expresivo, se puede efectuar una comparación directa de los puntajes estándares obtenidos en ambos test para determinar si existe una discrepancia en el rendimiento.

Como **ventaja** del test se puede mencionar:
- El material pictórico que ofrece la lámina es presentado en forma horizontal, facilitando el reconocimiento visual del niño.

Entre las **desventajas** podemos observar:
- Aunque las ilustraciones diferencian figura y fondo, son complejas y no todas están bien definidas en el diseño ni en los tamaños correspondientes, permitiendo muchos falsos positivo, es decir que el niño puede seleccionar al azar perdiendo valor como acción cognitiva voluntaria.
- El orden de dificultad que presentan las láminas no es necesariamente de manera ascendente, lo que confunde en la puntuación de los rangos entre las láminas correctas e incorrectas.

- El propósito de esta prueba es obtener una estimación del vocabulario auditivo de las palabras individuales del niño, sobre la base de lo que ha aprendido en su hogar y con la educación formal. Cuando el Test de Figura palabra Receptivo se utiliza solo proporciona un efectivo medio de evaluación del vocabulario receptivo de aquéllos con dificultades de expresión, como son los niños bilingües, con alteraciones del habla, inmaduros y aislados o con alteraciones emocionales y físicas.
- En esencia este Test brinda información acerca de la comprensión del lenguaje por el niño, en tanto el Test Figura Palabra Expresivo examina un nivel superior del funcionamiento del lenguaje: la capacidad del niño para utilizarlo. Cuando se utilizan los dos Tests de manera conjunta, la comparación de los resultados de ambas pruebas proporciona información acerca de las diferencias entre las dos áreas, que podrían deberse a una alteración específica del lenguaje, un retardo en la instalación del lenguaje, bilingüismo, un ambiente hogareño no estimulante, diferencias culturales, dificultades de aprendizaje y una diversidad de otros factores emocionales, educacionales o fisiológicos que podrían justificar una mayor investigación.

Vale decir que la elección de estos instrumentos está sustentada en dos situaciones determinantes: por un lado la escasez de pruebas pertinentes en nuestro medio y por otro la cantidad de ítem que permite la amplia observación de la conducta de un niño con patología autista; en el caso del CARS y respecto a los Tests del lenguaje se utilizaron debido a que cumplían con los elementos requeridos para la investigación como son su normalización, confiabilidad y validez, en contexto latinoamericano. (Ver Anexo N° 4).

Procedimiento:

La administración de la escala CARS y los Test del Lenguaje fue realizada de manera individual, contando con la autorización de los padres, mediante consentimiento informado. En la sesión se encontraban presentes el niño y el terapeuta y fue administrada en el consultorio al que habitualmente concurre el niño.

La aplicación del CARS abarcó el tiempo destinado a una sesión. En la misma, el niño fue observado y valorado en los 15 ítem; luego esta información fue complementada con otros datos extraídos de diversas fuentes: entrevistas realizada a los padres, registro de la historia clínica del niño, filmaciones (tanto las que aportó la familia, en situación de contexto como las realizadas en sesión), y la información brindada por otros terapeutas de la misma institución. La media de edad fue de 4,37, con un rango de edad de 3 a 6 años. Luego, transcurridos seis meses de tratamiento terapéutico, los niños fueron nuevamente evaluados por la escala CARS. A ocho niños de esta misma muestra se administró el Test Figuras / palabras de Vocabulario Expresivo, debido a que el puntaje obtenido en el post-test del CARS se redujo, evidenciando un cambio en la categoría a la que pertenecían en la primera muestra (aquéllos que estaban en la categoría *autismo mediano o moderado* pasaron a la categoría *no autista*). La administración de los Tests Figura Palabra de Vocabulario Receptivo-Expresivo se administró al niño procurando mantener las mismas condiciones contextuales antes mencionadas para el CARS. La decisión de utilizar esta prueba está sustentada en el hecho de que estos niños, si bien modificaron conductas en varios de los indicadores de la escala, presentaban alteraciones que sugerían la presencia de trastorno del lenguaje.

En este trabajo se procedió a realizar un análisis cuantitativo, comparación entre el resultado obtenido de los niños en la escala CARS en la primera toma (test), con los resultados obtenidos en la segunda evaluación (Postest), luego de seis meses de tratamiento terapéutico. Para observar la diferencia de media se aplicó la prueba t diferencia de media para muestras correlacionadas (Murat, 1972). Se complementó este análisis con un estudio cualitativo, estudios de casos, analizando los cambios más significativos registrados en los informes obtenidos en cada sesión terapéutica.

Resultados

Análisis Descriptivo

Se obtuvieron los puntajes brutos de cada uno de los niños que participaron en este estudio, tanto en la primera evaluación (test), como en la segunda aplicación de la escala CARS (Postest). Los puntajes medio de la primera aplicación fueron de 41,93, entre un rango de 24,5 a 60. Los puntajes medio en la segunda toma fueron de 34,03, y los rangos fueron de 16 a 58. En la tabla 1, se puede observar un análisis de frecuencia de los puntajes brutos obtenidos y el porcentaje de casos que caen en cada categoría.

Tabla 1. Frecuencia y porcentaje de casos que caen en cada categoría, en la primera y segunda toma de la escala CARS.[4]

	Pretest			Postest	
	Puntajes	Porcentaje		Puntajes	Porcentaje
No Autista	24,5 26,0 27,5 29,0	26,7%	No Autista	16,0 17,0 18,0 24,5 25,0 25,5	53,3%
Autismo Suave	31,0 35,0 35,5	24,4%	Autismo Suave	32,5	7,8%
Autismo Severo	40,5 44,5 48,0 51,5 56,0 60,0	48,9%	Autismo Severo	44,5 47,5 54,0 57,0 58,0	38,9%

---

[4] La tabla muestra los valores de los sujetos, pero aquéllos que son iguales están agrupados en un solo valor, razón por la cual no se observan 15 valores.

Se puede observar que, según los puntajes brutos obtenidos en la escala CARS, y los puntajes de corte establecidos (entre 15 y 29.5, *No Autista*; entre 30 y 36.5 *Autismo suave a moderado*, e igual o mayor a 37, *Autismo Severo*), en la primera evaluación, un 26,7% de los casos pertenecen a la categoría de No autismo, mientras que un 24,4% pertenecen a la categoría de Autismo suave a moderado, y finalmente un 48,9% pertenecen a la categoría Autismo severo. Con respecto a la segunda evaluación, luego de seis meses de tratamiento, un 53,3% pertenecen a la categoría de No autismo, un 7,8% en la categoría Autismo suave a moderado, y 38,9% pertenecen a la categoría Autismo severo. Es notable el cambio producido en la categoría No autismo, ya que luego del tratamiento, se incrementa un 26,6% de los casos que pertenecen a esta categoría (en total un 53,3%). En la categoría Autismo suave a moderado, el porcentaje de casos disminuye de 24,4% a 7,8%. Sin embargo, para evaluar la magnitud del cambio producido se aplicó una prueba t de diferencia de media con muestra correlacionada. Para este estudio, se tomaron cada uno de los indicadores de la escala (15 ítem) y se compararon los cambios producidos en cada caso.

Análisis Comparativo

El propósito de este análisis es verificar el efecto que, en término medio, se produce luego de seis meses de tratamiento en los 15 niños que participaron en este estudio. Puesto que se trata de un mismo grupo que es sometido dos veces a una misma prueba, cabe considerar la posibilidad de una correlación entre la primera y la segunda aplicación de la escala CARS (Murat, 1972). Se procedió a aplicar la prueba t de diferencia de media para muestras correlacionadas, que permite constatar la hipótesis nula (Ho) de que la media obtenida en la primera toma (test) es igual a la media de la segunda evaluación (Postest), siendo las diferencias registradas en el experimento atribuible al efecto del muestreo. La hipótesis alternativa (H1), sólo podrá ser enunciada como que las dos medias paramétricas son diversas, es decir la media del puntaje obtenida en el Test difiere de manera significativa de la media del Postest.

Puesto que se considera que el tratamiento mejora el rendimiento del grupo en examen en la escala CARS, la prueba t se debe efectuar solamente si los resultados que se obtienen, bajo el tratamiento, nos señalan que la modificación se produjo en la dirección deseada: es decir cuando la media obtenida bajo el tratamiento es inferior a la media obtenida en condiciones normales. Por ejemplo, si se estableciera que α sea igual a 0,05 entonces los límites fiduciales para esta prueba serian fijados de tal manera que la área de la distribución muestral de t quede dividida en dos partes: La superior correspondiente al 5% y la inferior al 95%. Los grados de libertad, en este caso, son dados por el número de pares de observaciones menos uno (N -1), por ello, los limites establecidos en la tabla de distribución t, con un grado de libertad (df) de 14, son de 2,145 y 2,977, respectivamente para $p = 0,05$ y $p = 0,01$. Por lo tanto, y a modo de ejemplo: el valor de t perteneciente al ítem "Impresión general", es de 2,168; por ello y conforme a la hipótesis nula, sabemos ahora que un valor t similar se presenta con una probabilidad menor de 0,05 pero mayor que 0,01. En la tabla 2 se puede observar la media, desviación estándar y la prueba t y su significación de todos los 15 ítem del CARS y su puntaje total.

En la tabla 2 se puede observar que la media obtenida bajo el tratamiento es inferior a la media obtenida en condiciones normales, lo que nos señala que la modificación se produjo en la dirección deseada, y que los valores de t obtenidos son significativos.

Tabla 2. Media, desviación estándar y la prueba t de la aplicación de la escala CARS en test y pos-test.

	Pretest		Postest		t	Sig.
	M	DS	M	DS		
Relación con la persona	3.03	.875	2.36	1.14	5,292	,000
Imitación	3.10	.929	2.30	1.23	4,583	,000
Respuesta emocional	3.00	.886	2.56	1.26	3,166	,007
Uso del cuerpo	2.53	1.06	1.93	1.23	4,294	,001
Uso de los objetos	2.86	.915	2.33	1.11	4,675	,000
Adaptación al cambio	2.76	.903	2.16	.919	4,938	,000
Respuesta visual	2.36	1.21	1.86	1.00	3,873	,002
Respuesta auditiva	2.40	1.13	1.93	1.17	3,761	,002
Respuesta del tacto, gustos y olfato	2.26	1.23	1.96	1.23	2,806	,014
Temor y nerviosismo	2.80	.902	2.26	1.23	4,000	,001
Comunicación verbal	2.26	1.23	3.36	2.37	4,141	,001
Comunicación no verbal	2.90	.929	2.30	1.41	4,583	,000
Nivel de actividad	2.86	.855	2.30	1.30	4,432	,001
Nivel y consistencia de la función intelectual	3.13	.833	2.63	1.23	3,873	,002
Impresión general	2.64	1.19	2.42	1.32	2,168	,048
TOTAL	42.39	13.62	35.35	16.78	6,716	,000

Análisis Cualitativo:

En esta instancia se procedió a realizar un seguimiento de los cambios percibidos en el transcurso del tratamiento. Para este análisis se utilizaron gráficos de líneas para representar cada uno de los ítem de la escala CARS, y los puntajes brutos obtenidos por los 15 pacientes en situación de evaluación test (líneas azules) y pos-test (líneas rojas). Para respetar la identidad de cada uno de los pacientes se nominarán como caso 1 al caso 15.

Gráfico 1. Puntajes brutos de los 15 participantes en situación test (línea azul) y pos-test (línea roja) en el primer indicador de la escala CARS.

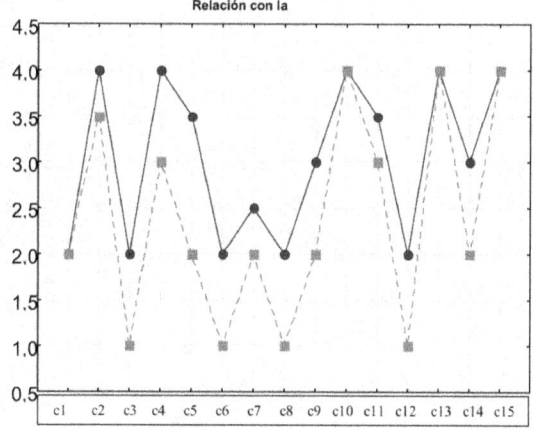

Gráfico 2. Puntajes brutos de los 15 participantes en situación test (línea azul) y pos-test (línea roja) en el segundo indicador de la escala CARS.

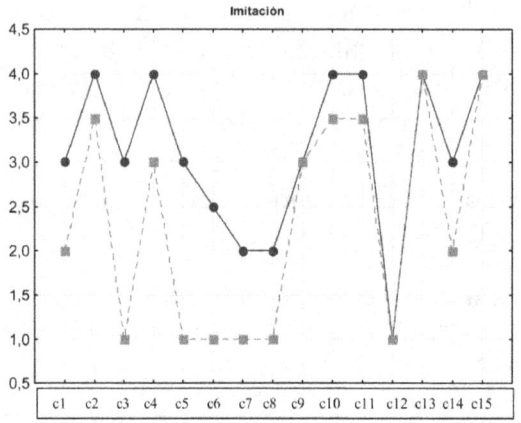

Gráfico 3. Puntajes brutos de los 15 participantes en situación test (línea azul) y pos-test (línea roja) en el tercer indicador de la escala CARS.

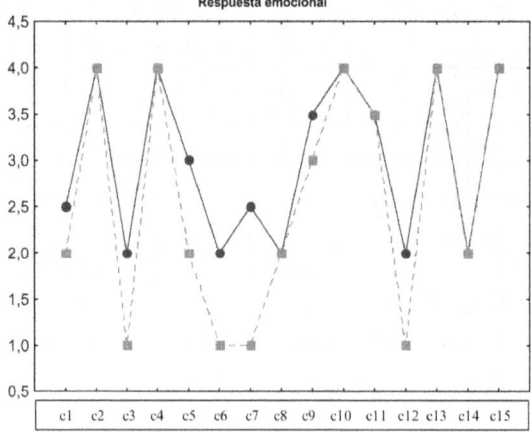

Gráfico 4. Puntajes brutos de los 15 participantes en situación test (línea azul) y postest (línea roja) en el cuarto indicador de la escala CARS.

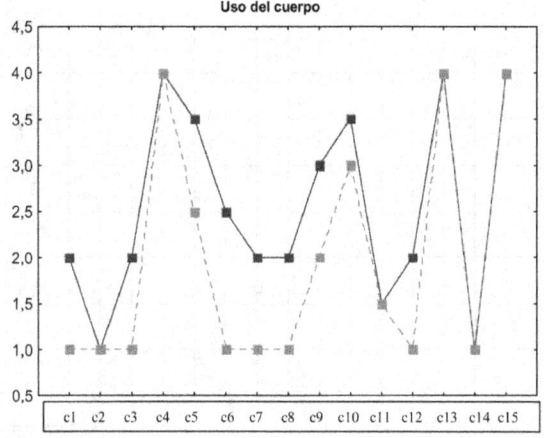

Gráfico 5. Puntajes brutos de los 15 participantes en situación test (línea azul) y postest (línea roja) en el quinto indicador de la escala CARS.

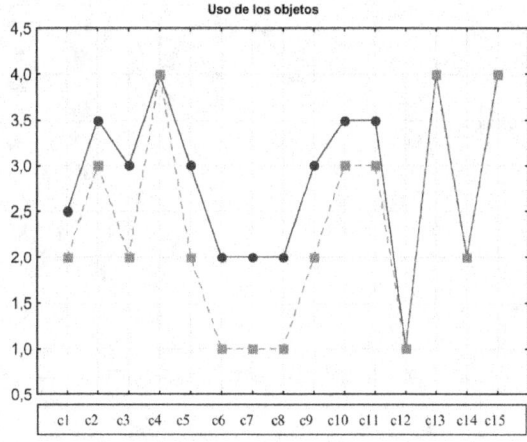

Gráfico 6. Puntajes brutos de los 15 participantes en situación test (línea azul) y Postest (línea roja) en el sexto indicador de la escala CARS.

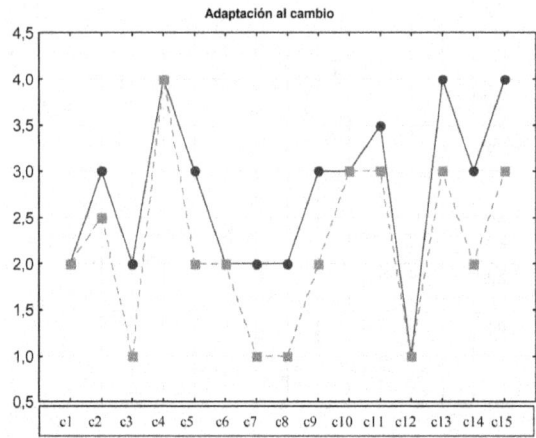

Gráfico 7. Puntajes brutos de los 15 participantes en situación test (línea azul) y postest (línea roja) en el séptimo indicador de la escala CARS.

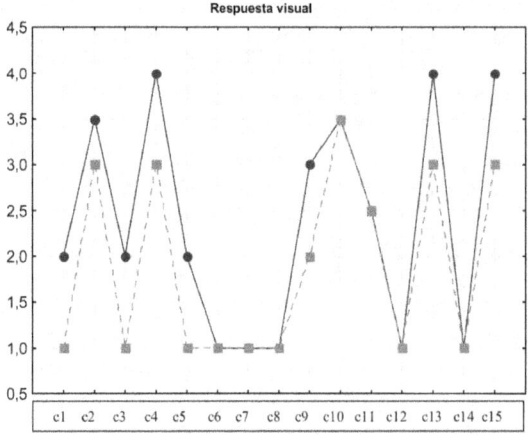

Gráfico 8. Puntajes brutos de los 15 participantes en situación test (línea azul) y postest (línea roja) en el octavo indicador de la escala CARS.

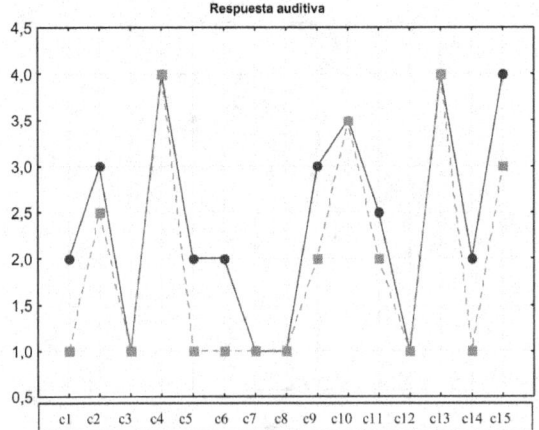

Gráfico 9. Puntajes brutos de los 15 participantes en situación test (línea azul) y postest (línea roja) en el noveno indicador de la escala CARS.

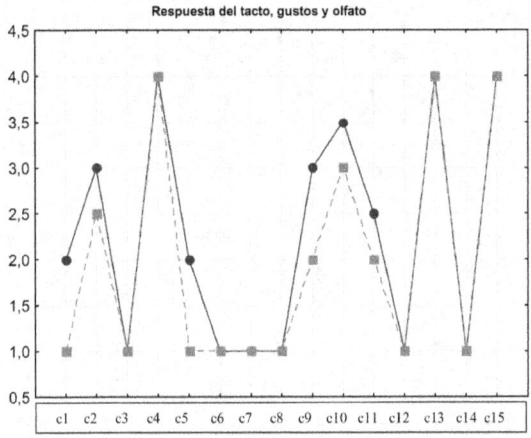

Gráfico 10. Puntajes brutos de los 15 participantes en situación test (línea azul) y postest (línea roja) en el décimo indicador de la escala CARS.

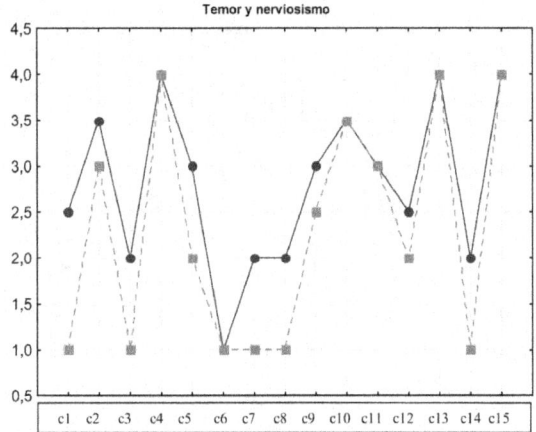

Gráfico 11. Puntajes brutos de los 15 participantes en situación test (línea azul) y postest (línea roja) en el undécimo indicador de la escala CARS.

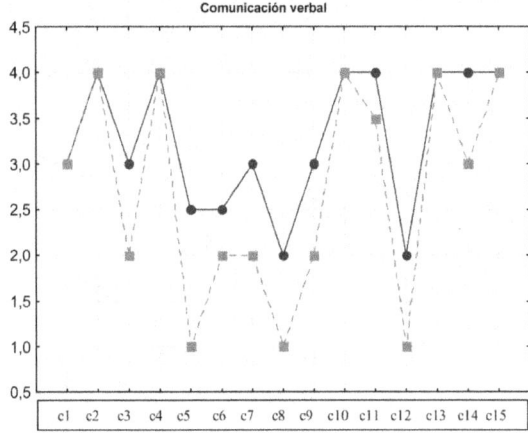

Gráfico 12. Puntajes brutos de los 15 participantes en situación test (línea azul) y postest (línea roja) en el duodécimo indicador de la escala CARS.

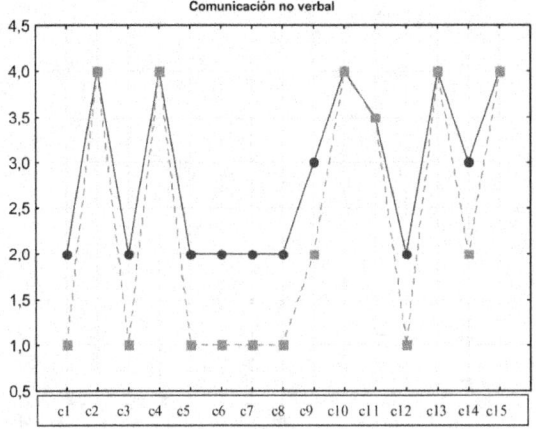

Gráfico 13. Puntajes brutos de los 15 participantes en situación test (línea azul) y postest (línea roja) en el decimotercero indicador de la escala CARS.

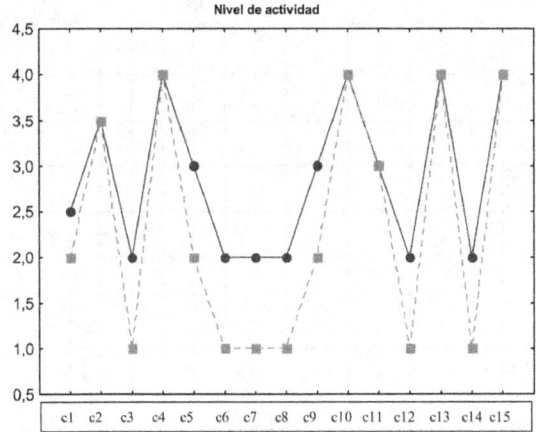

Gráfico 14. Puntajes brutos de los 15 participantes en situación test (línea azul) y postest (línea roja) en el decimocuarto indicador de la escala CARS.

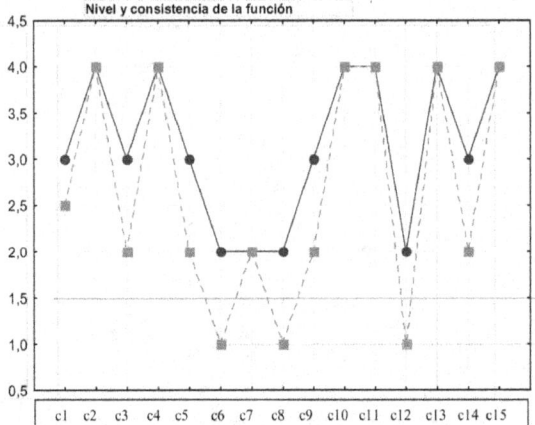

Gráfico 15. Puntajes brutos de los 15 participantes en situación test (línea azul) y postest (línea roja) en el decimoquinto indicador de la escala CARS.

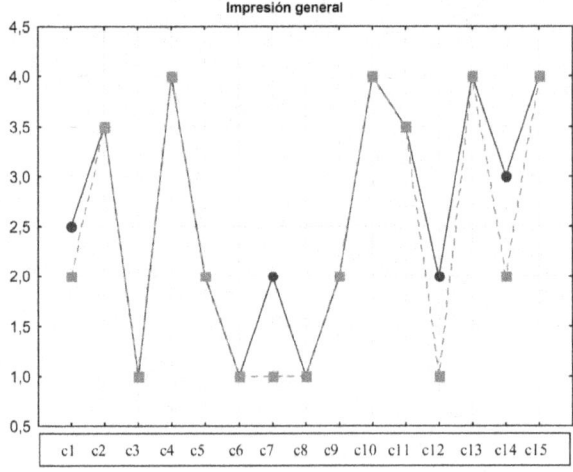

Gráfico 16. Puntajes brutos de los 15 participantes en situación test (línea azul) y postest (línea roja) en el puntaje total de la escala CARS.

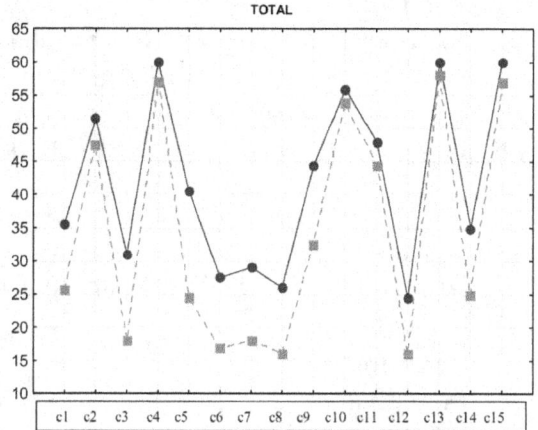

En los gráficos precedentes se puede observar la diferencia en puntaje de los ítems de la escala CARS, obtenida en la instancia de test y post-test. Los ítems que muestran menor puntaje en la segunda aplicación son: relación con la persona, imitación, uso del cuerpo, uso de los objetos, adaptación al cambio, comunicación no verbal, y en menor grado comunicación verbal y temor y nerviosismo.

Descripción de los casos:

Debido a la cantidad de ítem que contiene la escala y la escasa variación de algunos de ellos, se expondrán los casos, de manera general, expresando tanto las conductas recogidas en el momento de la aplicación de la escala CARS y la valoración neuropsicológica; como las modificaciones que tuvieron lugar después de los seis meses de tratamiento, con la modalidad de Sistema Terapéutico (descripto en el capítulo IV).

En esta oportunidad se utilizó la prueba de Lenguaje Figura/ Palabra de Vocabulario Receptivo y Vocabulario Expresivo, con la intención de confrontar los valores que se obtuvieron en la escala y en búsqueda de una nueva entidad diagnostica.

1 º Caso (Caso N º 1 de la muestra total)
- Paciente: T.
- Sexo: masculino.
- Edad: 3 años, 2 meses[5]
- Fecha: marzo de 2004
- Diagnóstico Neurológico: Síndrome Autista.
- Diagnóstico Clínico Neuropsicológico: Síntomas compatibles con Síndrome Autista.

Según ejes de DSMIV:

Eje 1 Criterio Ecológico: Hijo menor, de una familia de un nivel socio-económico medio, la madre posee nivel terciario completo.

La familia esta conformada, por ambos padres y un hermano mayor.

Ambos padres presentan desempeño laboral.

---

[5] Edad del paciente al momento de la valoración, cuando ingresa a la institución.

Tomás asiste a la guardería durante el horario matinal. Por la tarde, permanece en su hogar al cuidado de su niñera.

Eje 2 Funciones conservadas: El niño manifestaba alteraciones medianamente anormales para la edad, en casi todos los indicadores excepto en la comunicación verbal donde utilizaba sólo algunas palabras acompañadas de mirada comunicativa y escaso código comunicativo gestual.

Eje 3 Funciones perturbadas: Manifestaba conducta de hiperactividad, algunas conductas estereotipadas de tipo motoras y lúdicas, dificultades en el sostén de la atención tónica, rigidez en la motivación. La conducta imitativa se manifestaba de manera inconstante. Presencia de conductas de terquedad y negativismo y rigidez ante los cambios.

Eje 4 Mecanismos adaptativos y compensatorios: Cuando se organiza el canal visual y su nivel atencional, T evidencia cierta habilidad en las funciones ejecutivas.

Incorpora y transfiere relativamente las estrategias que se le proponen, sobre todo ante la presencia del modelo visual y lingüístico.

Eje 5 Características interpersonales y situaciones de refuerzo.

Si bien en general, el niño no evidencia dificultades significativas en la relación con los adultos, si manifiesta conductas de indiferencia en el vinculo con sus pares. Evidencia crisis de negativismo que acompaña con llanto cuando aparecen situaciones de frustración. Las conductas de rigidez, se manifiestan cuando se le ofrece realizar otra actividad diferente a la que lo motiva.

Luego de seis meses de terapia aplicando el modelo de Sistema Terapéutico, el niño modifica la mayoría de los síntomas persistiendo la alteración en la comunicación verbal, pero este lenguaje que continúa siendo escaso es enriquecido con un código comunicativo gestual, como así también la respuesta visual y auditiva es más precisa. Ceden las conductas estereotipadas de tipos motoras y lúdicas. La atención tónica es más sostenida, la motivación se muestra flexible y la memoria inmediata da paso a la entrada de información semántica en la ejecución de órdenes simples. De esto deriva que los síntomas que en un principio hacían suponer la presencia de un caso de Autismo, no eran categóricos para encuadrarlos en esta clasificación.

2º Caso (Caso N º 3 de la muestra total)
- Paciente: M.
- Sexo: masculino
- Edad: 3 años, 3 meses
- Fecha: abril de 2004
- Diagnóstico Neurológico: Síndrome Autista.
- Diagnóstico Clínico Neuropsicológico: Síntomas compatibles con Síndrome Autista.

Según ejes de DSMIV:

Eje 1 Criterio Ecológico: Hijo mayor, de una familia de un nivel socio-económico medio, ambos padres poseen nivel terciario completo.

La familia esta conformada, por ambos padres y dos hermanas menores.

Ambos padres presentan desempeño laboral.

M. asiste a la guardería durante el horario matinal. Por la tarde, permanece en su hogar al cuidado de su madre.

Eje 2 Funciones conservadas: respuesta adecuada al estimulo visual y auditivo. Siendo la respuesta al tacto, gusto y olfato levemente lentificada.

Eje 3 Funciones perturbadas: Se manifestaba con una marcada conducta inhibitoria, con severas dificultades en la conducta imitativa, casi carente de lenguaje hablado y con alteraciones en las praxias oro-faciales. Se observaba la presencia de babeo. También se encontraba afectado el uso del código comunicativo gestual. No había logrado el control de esfínteres. Presentaba esporádicas conductas de aislamiento, conductas ritualistas y estereotipias motoras, por ejemplo: hacer girar un lápiz entre sus dedos, o girar las rueditas de un auto.

Eje 4 Mecanismos adaptativos y compensatorios: modificaba las conductas inhibitorias ante la presencia del terapeuta.

Eje 5 Características interpersonales y situaciones de refuerzo: el niño evidenciaba dificultades significativas en la relación con los adultos, por el excesivo apego a la figura materna, con conductas de indiferencia en el vinculo con sus pares. Podían observarse conductas de terquedad y negativismo.

En la nueva valoración se modifican varias conductas, comienza con el uso de palabras aisladas con intenciones comunicativas y acompañadas de código gestual pertinente. Logra aumentar el período atencional, lo mismo que flexibiliza la motivación y la memoria. La actividad referida al uso de objetos, de ser manipulativa pasa a ser pertinente. Logra el control de esfínteres. Dicho proceso demuestra que los síntomas iniciales si bien eran comunes a los de otros niños con Autismo, no eran exclusivos de dicha patología sino que acompañaban a una problemática de Trastorno del Lenguaje, donde las conductas de aislamiento, estereotipadas y repetitivas acompañaban y eran consecuencia de su dificultad en la comunicación verbal.

3º Caso (Caso N º 5 de la muestra total)
- Paciente: L. P.
- Sexo: masculino.
- Edad: 4 años, 3 meses
- Fecha: marzo de 2004
- Diagnóstico Neurológico: Síndrome Autista.
- Diagnóstico Clínico Neuropsicológico: Síntomas compatibles con Síndrome Autista.

Según ejes de DSMIV:

Eje 1 Criterio Ecológico: Hijo menor, de una familia de un nivel socio-económico medio, la madre posee nivel terciario completo.

Eje 2 Funciones conservadas: escasa respuesta al estimulo visual, como asimismo al estímulo auditivo, siendo la respuesta al tacto, gusto y olfato lentificada.

Eje 3 Funciones perturbadas: conductas de terquedad y negativismo que eran acompañadas de autoagresión (rasparse la cabeza y el rostro con sus uñas hasta sangrar). Código lingüístico agramático, escaso código comunicativo gestual. Conductas de rigidez ante los cambios, no aceptaban las modificaciones en la rutina ante la alimentación o vestimenta, como asi mismo el cambio de hábitat, que lo desorganizaba y manifestaba crisis de llanto y autoagresión. La relación con los objetos se encontraba afectada con escaso interés, realizando conductas repetitivas con los juguetes. La conducta imitativa se realizaba sólo ante la insistencia del terapeuta y se daba esporádicamente.

Eje 4 Mecanismos adaptativos y compensatorios: escasa modificación de algunas conductas ante la presencia de la madre y la terapeuta.

Eje 5 Características interpersonales y situaciones de refuerzo: conductas de retraimiento y timidez en las relaciones interpersonales, el niño evidenciaba dificultades significativas en la relación con los adultos, por el excesivo apego a la figura materna, con conductas de indiferencia en el vinculo con sus pares.

Posterior a los seis meses de estimulación, el niño modifica significativamente varias conductas: respecto a las relaciones con las personas manifiesta intención comunicativa con mirada presente y permitiendo el contacto. La conducta imitativa mejora notablemente logrando la imitación de actos motores, en la actividad lúdica y en la comunicación verbal. La motivación y la atención se muestran casi acordes a la edad. Las conductas de autoagresión disminuyen notablemente, apareciendo sólo cuando es agredido por sus pares. El código lingüístico se amplio en la cantidad de elementos que constituyen la estructura morfosintáctica, pudiendo ser el lenguaje vehículo de su pensamiento. El juego es estructurado, representativo y simbólico. Las conductas de terquedad que aparecían de manera estruendosa, ceden para dar paso a una conducta de negativismo que se presenta flexible y posible de ser modificada con el lenguaje del entorno.

Las manifestaciones de rigidez, de autoagresión y las alteraciones en el lenguaje, fueron los síntomas que impactaron en la consulta médica, para incluirlo en la categoría de Autismo.

4 º Caso (Caso N º 6 de la muestra total)
- Paciente: F.
- Sexo: masculino
- Edad: 4 años, 3 meses
- Fecha: *mayo* de 2004
- Diagnóstico Neurológico: Síndrome Autista.
- Diagnóstico Clínico Neuropsicológico: Síntomas compatibles con Síndrome Autista.

Según ejes de DSMIV:

Eje 1 Criterio Ecológico: primer hijo, de una familia de un nivel socio-económico medio.

La familia esta conformada, por ambos padres y un hermano menor.

Ambos son profesionales universitarios y se desempeñan en la profesión.

F. asiste al Jardín durante el horario matinal. Por la tarde, permanece en su hogar al cuidado de su madre y de las abuelas, que no viven en la misma casa, pero que concurren a cuidar de sus nietos.

Eje 2 Funciones conservadas: . La respuesta visual lo mismo que la respuesta al tacto, gusto y olfato eran adecuadas a su edad cronológica. Mostraba cierta plasticidad ante situaciones de cambio. Evidenciaba un lenguaje con estructura morfosintáctica correcta.

Eje 3 Funciones perturbadas: En el juego y la relación con los objetos, interactuaba de manera no sistemática y con conductas ritualistas y estereotipadas que concluían en una conducta de aislamiento (podía permanecer en esta situación por mucho tiempo, si no era requerido desde el estimulo verbal, a través del cual abandonaba esta actitud) En el lenguaje hablado se podían observar ecolalias, inversión de pronombres y en ocasiones jerga. El dato más significativo era que este lenguaje, era utilizado escasamente para comunicar. Y en general se presentaba acompañando juegos ritualistas.

Eje 4 Mecanismos adaptativos y compensatorios: Buena modificación de la conducta ante la presencia del terapeuta y del docente. A través del contacto corporal, compensaba sus déficit, solo en ocasiones en que "F" había elegido establecer algún vínculo (era muy selectivo con las personas)

Eje 5 Características interpersonales y situaciones de refuerzo: Conductas de retraimiento y timidez en las relaciones interpersonales, evidenciando indiferencia. Excesivo apego a la figura materna.

En la etapa de post-test "F" manifiesta una evolución muy significativa. La aplicación del **Sistema Terapéutico** en el programa para la familia, permitió la modificación de la conducta de los padres que actuaban reforzando los síntomas de terquedad y negativismo, como así también las conductas ritualistas y de aislamiento. El niño comienza así a usar su lenguaje con fines comunicativos. Si bien persisten situaciones estereotipadas en el juego, se dan esporádicamente y ceden ante la propuesta del terapeuta o del docente. Asi mismo amplía su lenguaje con la incorporación de significados nuevos, que son usados con pertinencia. Las conductas de aislamiento durante el juego son menos frecuentes y puede ejecutar un juego simbólico incipiente. En cuanto a la actividad gráfica incorpora los primeros elementos en la representación de la figura humana.

5º Caso (Caso N º 7 de la muestra total)
- Paciente: La.
- Sexo: masculino
- Edad: 4 años, 1 mes
- Fecha: junio de 2004
- Diagnóstico Neurológico: Síndrome Autista.
- Diagnóstico Clínico Neuropsicológico: Síntomas compatibles con Síndrome Autista.

Según ejes de DSMIV:

Eje 1 Criterio Ecológico: Hijo único de padres de nivel socio-cultural medio. El padre con inserción laboral. Familia disfuncional donde el padre ejercía maltrato verbal y físico con la madre. "La." asistió en repetidas oportunidades a escenas de violencia. Asiste al jardín el horario matinal.

Eje 2 Funciones conservadas: Con presencia de conductas imitativas simples que se presentaban ocasionalmente. Entrada de la información visual sin perturbaciones. No evidenciaba alteraciones en la respuesta ante los estímulos visuales, auditivos y del tacto, olfato y gusto.

Eje 3 Funciones perturbadas: niño tímido, retraído con excesivo apego a la madre, por momentos indiferentes a los estímulos placenteros, con algunas manifestaciones de risa y llanto inmotivados. Con una conducta en general de astenia, y movimientos repetitivos. Poco motivado por los objetos y respecto al material lúdico, seleccionaba autos u otros elementos que presentaban ruedas o hélices que le permitieran realizar un movimiento giratorio. Mostraba indiferencia ante algunos cambios en la rutina sin embargo su conducta era rígida ante la selección del material lúdico. El lenguaje estaba afectado en su calidad, con ecolalias, latencias, y respuestas perseverativas. En ocasiones se observaba jerga, pero lo más significativo era el uso del lenguaje fuera de contexto. La comunicación no verbal se encontraba levemente afectada.

Eje 4 Mecanismos adaptativos y compensatorios: modificación leve de la conducta ante la presencia del terapeuta y del docente. El nivel de actividad mejoraba ante el acompañamiento del terapeuta.

Eje 5 Características interpersonales y situaciones de refuerzo: Asumía una actitud agresiva, golpeando y mordiendo a otros niños. Excesivo apego a la figura materna.

Luego de los seis meses de terapia el niño evoluciona favorablemente en la mayoría de las áreas, persistiendo apego, timidez y dificultades para establecer vínculo con los pares. Se adjudica un valor muy significativo a las dificultades emocionales de ambas figuras parentales. "La." continúa siendo tratado como un niño más pequeño y la familia no cumple exhaustivamente con todos los ítem planteados en el programa terapéutico. El lenguaje es usado de manera más pertinente aunque persisten PVP y PVS[6], latencias iniciales, y alteraciones en la memoria inmediata ante la ejecución de consignas simples.

6º Caso (Caso N° 8 de la muestra total)
- Paciente: Le.
- Sexo: masculino
- Edad: 4 años, 2 meses
- Fecha: *mayo* de 2004
- Diagnóstico Neurológico: Síndrome Autista.
- Diagnóstico Clínico Neuropsicológico: Síntomas compatibles con Síndrome Autista.

Según ejes de DSMIV:

---

[6] **Parafasia Verbal Sintagmática**: Se trata de sustituciones en la estructura, que no afecta el significado, pudiendo clasificarse en morfémicas, fonémicas y fonéticas. (Azcoaga, 1997, pp. 166)

Eje 1 Criterio Ecológico: Hijo único. Padres con nivel socio-cultural medio, con nivel de instrucción secundario y con actividad laboral compartida. Concurre al jardín por la tarde, quedando al cuidado de su abuela paterna, con quien vive. Pertenecía a una familia disfuncional, donde la autoridad era compartida por los tres miembros adultos.

Eje 2 Funciones conservadas: . Imitaba conductas simples como la emisión de sonidos y algunas palabras o actividades gestuales. La respuesta visual lo mismo que la respuesta al tacto, gusto y olfato eran adecuadas a su edad cronológica.

Eje 3 Funciones perturbadas: Exhibía dificultades medianamente anormales en cuanto a la relación con las personas, con excesivo apego a la figura materna, eludiendo la mirada del adulto. Se observaban risas y llanto fuera de contexto por periodos breves. La relación con los objetos era moderadamente inapropiada, en ocasiones golpeaba y succionaba objetos. Aparece temor y nerviosismo de manera ocasional ante estímulos auditivos fuertes. La comunicación verbal era el área más afectada, con presencia de ecolalias, código lingüístico agramatico, presencia de PVP[7] constituyendo una jerga. La comunicación no verbal se encontraba levemente afectada.

Eje 4 Mecanismos adaptativos y compensatorios: escasa modificación de algunas conductas con el

---

[7] Parafasias Verbales: consisten en la sustitución de un vocablo por otro que se halla relacionado por el sentido. PVP. **Parafasias Verbales Paradigmáticas**: es el reemplazo de un vocablo por otro cercano o lejano al significado. (Azcoaga, 1997 pp. 160)

apoyo del terapeuta. La presencia de la madre dificultaba la respuesta de "Le" ante la presencia de diversos estímulos utilizados en la valoración. No se observaba el uso de lenguaje gestual, en compensación a sus dificultades de lenguaje.

Eje 5 Características interpersonales y situaciones de refuerzo: Excesiva conducta de retraimiento y timidez en las relaciones interpersonales. El niño evidenciaba indiferencia en la relación tanto con los adultos, como con sus pares.

Luego del tratamiento, "Le" evoluciona en todas las áreas a excepción del lenguaje, pasando del grado 2 (Medianamente Autista) al grado 1 (dentro de los límites normales para la edad). Evidencia cierta conducta de timidez al interactuar con los adultos y los pares, su conducta imitativa es apropiada logrando la imitación de movimientos y respuestas lúdicas. Logra una respuesta emocional apropiada con demostraciones de afecto y un buen registro de placer-displacer.

Logra interactuar con juguetes y objetos en actividades no estructuradas, mostrando un buen nivel de interés. El lenguaje evoluciona, pero continúa siendo deficitario, ceden las ecolalias, persiste el lenguaje afectado en su estructura morfosintáctica y continúa la presencia de PVP.

7º Caso (Caso N º 12 de la muestra total)
- Paciente: "E"
- Sexo: masculino
- Edad: 5 años.
- Fecha: junio de 2004

- Diagnóstico Neurológico: Síndrome Autista.
- Diagnóstico Clínico Neuropsicológico: Síntomas compatibles con Síndrome Autista.

Según ejes de DSMIV:

Eje 1 Criterio Ecológico: Hijo menor de familia constituida por ambos padres y una hermana mayor, de nivel socio-cultural medio. Padre profesional Universitario con inserción laboral. Asiste a jardín de 5 años, en una institución de escolaridad normal.

Eje 2 Funciones conservadas: La conducta imitativa era correcta, lo mismo que la respuesta ante los estímulos visuales auditivos, al tacto, gusto y olfato.

Eje 3 Funciones perturbadas: llanto inmotivado y respuestas emocionales exageradas al estímulo. Con dificultades en la coordinación motora, y en la representación gráfica. Su lenguaje se encontraba afectado en su estructura morfosintáctica, con ausencia de nexos, mal uso de tiempos verbales, presencia de PVP y PVS. En la comunicación no verbal, era pobre en el uso de gestos y expresión facial. Respecto a su actividad lúdica podía establecer categorías, sin embargo sus posibilidades de juego simbólico eran escasas.

Eje 4 Mecanismos adaptativos y compensatorios: buena disponibilidad para establecer vínculos con el terapeuta, buena comunicación visual y presencia de código comunicativo gestual, aunque limitado.

Eje 5 Características interpersonales y situaciones de refuerzo: presentaba conductas de timidez muy marcadas, con apego a la figura materna. Evidenciaba conductas reactivas de terquedad, negativismo y llanto en aquellas situaciones en las cuales, alguno de sus pares se apropiaba de un objeto de su pertenencia.

Posterior al tratamiento, el niño logra nivelar casi todas las áreas respecto de los niños de su edad, flexibiliza la conducta de relación, cediendo la timidez. Los episodios de llanto y terquedad se encuentran casi extinguidos. Puede interactuar con sus compañeros y defender su lugar y sus pertenencias. Persisten aún ciertas conductas anómalas como por ejemplo miedo a la oscuridad. Respecto al lenguaje "E" mejora notablemente, logra estructuras lingüísticas completas en el aspecto morfo-sintáctico, persistiendo alteraciones fonéticas y un vocabulario acotado para la edad. Es necesario destacar que el programa terapéutico puede aplicarse sin dificultades porque cuenta con la participación activa de todos los miembros de su familia.

8º Caso (Caso N º 14 de la muestra total)
- Paciente: "F"
- Sexo: masculino
- Edad: 5 años, 3 meses.
- Fecha: mayo de 2004
- Diagnóstico Neurológico: Síndrome Autista.
- Diagnóstico Clínico Neuropsicológico: Síntomas compatibles con Síndrome Autista

Según ejes de DSMIV:

Eje 1 Criterio Ecológico: Hijo mayor de familia constituida por ambos padres y una hermana menor, de nivel socio-cultural medio. Padre con inserción laboral. Ausente durante varios meses en el año debido al cargo que desempeña. Asiste a jardín de 5 años, en una institución de escolaridad normal.

Eje 2 Funciones conservadas: La conducta imitativa era correcta, lo mismo que la respuesta ante los estímulos visuales auditivos, al tacto, gusto y olfato. Si bien se observaban conductas de aislamiento podía establecer algún tipo de vínculo con el terapeuta y la docente. Presentaba apetencia por el código musical.

Eje 3 Funciones perturbadas: poseía alteraciones en la conducta de imitación, dando en ocasiones la impresión de no escuchar, y persistiendo en la actividad de origen con una actitud de aislamiento. Tenía tendencia a utilizar objetos de manera arbitraria, con conductas repetitivas dirigidas a producir sonidos. Su representación gráfica era casi nula. El lenguaje espontáneo estaba conformado por algunas palabras y una jerga que constituía un código ininteligible para el entorno, con ritmo acelerado y buena prosodia. Frecuentemente se observa conductas desafiantes y de terquedad, no aceptando los límites impuestos por los adultos. Presentaba conductas ritualistas que se desencadenaban ante situaciones cotidianas, por ejemplo: golpear antes de abrir la puerta al momento de salir de un lugar.

Eje 4 Mecanismos adaptativos y compensatorios: Su comunicación estaba conformada por lenguaje hablado anómalo, compensado con mirada comunicativa y código comunicativo gestual.

Poseía buena disponibilidad para establecer vínculos con el terapeuta, buena comunicación visual y presencia de código comunicativo gestual, aunque limitado.

Eje 5 Características interpersonales y situaciones de refuerzo: con relación a los vínculos interpersonales evidenciaba conductas inapropiadas como el uso de gestos, jerga o sonrisa no pertinente.

En la instancia de post test, "F" logra disminuir la mayoría de las conductas anómalas, afianzando las pertinentes, como lograr mayor plasticidad en el vínculo con los adultos y otros niños. Evidenciando llanto y risa de manera oportuna. Ceden las estereotipias motoras y su motivación por lo rítmico muestra una destreza sorprendente por los instrumentos de percusión, especialmente la batería, donde logra acompañar una melodía (en guitarra) propuesta por un adulto. En el lenguaje disminuye la jerga, aumentando la cantidad de significantes correctos, pudiendo usar el código lingüístico (aunque precario) para comunicar algunas de sus necesidades y deseos. Persisten aún conductas de terquedad y negativismo, siendo de menor intensidad y duración.

CONCLUSIONES

Al plantearnos el diagnóstico de Autismo, con la variedad de síntomas que se observan, se abre un abanico de posibilidades, a tener en cuenta respecto a otros cuadros clínicos. Si tomamos como categórico:
- Conductas estereotipadas.
- Conductas de aislamiento.
- Tendencia ritualista.
- Alteraciones severas en el código lingüístico.
- Fallas atencionales.
- Dificultades en el contacto y las relaciones interpersonales...

...se nos impone, el planteo de no ser estas, de ninguna manera exclusivas del Síndrome Autista.

Un niño que presenta una patología de lenguaje con un nivel de severidad de moderado a severo, manifiesta junto al déficit de lenguaje, conductas de aislamiento, conductas perseverativas y fallas atencionales como consecuencia de las dificultades para entender el código lingüístico y las posibilidades de adquirirlo.

Si bien la muestra de niños "supuestamente Autistas" está conformada por pocos sujetos, y no puede ser generalizable, configura un ejemplo, de cómo niños que presentaban características sintomáticas pertenecientes a dicho grupo (de grado leve o moderado), disminuyeron sus valores, en la segunda aplicación de la escala CARS, hasta llegar a obtener valores de leves o no autistas, después de ser asistidos con el modelo de "Sistema Terapéutico".

Lo que resultó más destacado es que las alteraciones del lenguaje continuaron en la segunda etapa, aunque se registraron modificaciones. Se evidenció una evolución en el uso del código comunicativo gestual, y la pertinencia en la utilización del lenguaje, cediendo las conductas estereotipadas y de aislamiento.

Cuando en cambio, estamos ante la presencia de niños Autistas con niveles de severidad profundos, el diagnóstico puede realizarse con mayor claridad y con menor riesgo. En este sentido, la muestra evidencia pocos cambios en los valores en la etapa de post-test.

En general son niños que no logran desarrollar el código lingüístico, o se presenta con un marcado déficit, pero lo más destacable, es que no eligen otro código de comunicación, y las conductas de aislamiento, los rituales, y la rigidez ante el cambio, son conductas que no ceden fácilmente.

Las conductas repetitivas si bien son una característica de este trastorno, también se observan en sujetos pertenecientes a otros grupos clínicos. En ocasiones estas conductas repetitivas pueden ser consecuencia de una conducta perseverativa, pudiendo configurar un rasgo característico de retraso mental, como así también en el TMLRE.

La adquisición de la función lingüística en un niño se halla asegurada desde muy temprana edad por el vínculo materno, que en el primer año de vida, estimula los procesos que darán lugar luego a la aparición del lenguaje . Es importante destacar que la actitud de una madre de poco contacto, con conductas fóbicas y con actitud de rechazo, puede producir en su hijo conductas de rigidez , alteraciones de lenguaje y conductas perseverativas, que son posibles de categorizar dentro del espectro autista.

Un niño que presente conductas de retraimiento y timidez extrema y que pueda evidenciar alteraciones en la comunicación, puede "aparecer" como un niño autista.

Es oportuno recordar, el valor absoluto de la función lingüística; cuando una persona adquiere esta función, aunque se presente con alteraciones, tiene asegurado el futuro desarrollo. También puede aportar material al pensamiento, interactuar con el medio e insertarse en el mundo, respetando las reglas de la lengua del medio al que pertenece.

El trabajo de investigación realizado por Sfaello, y cols. en Francia en el año 2004, respecto a un grupo de Autistas adultos, demuestra que estos sujetos no activan el área del cerebro específica ante la voz humana (Zona Temporal Superior) a diferencia del reconocimiento de los sonidos no vocales.

Esta teoría corroboraría que las personas con cierto grado de Autismo, estarían imposibilitadas de adquirir el lenguaje.

Seria importante, cuando se usa la descripción de síntomas planteados en el DSM.IV, no consignarlos de manera categórica, ya que como se ha intentado demostrar en esta investigación, existen síntomas compartidos entre el Autismo y el TMLRE, pero no son suficientes para realizar una lectura diagnostica de este tipo.

Es probable que en la próxima edición del DSM.IV se modifique el criterio de espectro autista, que siendo tan amplio, puede resultar en manos inexpertas, un instrumento peligroso para realizar un diagnóstico.

Sería muy importante que en futuras investigaciones, se pudiera aportar conclusiones, sobre algunas conductas que podrían ser consecuencia de alteraciones en la entrada simultanea de la información.

También podría ser un aporte interesante, dirigir la investigación a los niveles de percepción en niños con Autismo.

El estudio exhaustivo de los trastornos del lenguaje y su diferenciación de los niños con Autismo, posibilitaría no incurrir en errores diagnósticos y la consecuente aplicación de programas terapéuticos inadecuados.

Al concluir este trabajo, se podría afirmar que existen niños mal diagnosticados, rotulados y condenados a ocupar un lugar que no les corresponde, limitándolos en sus posibilidades de constituirse en sujetos sanos. Aunque esta apreciación no haya podido ser demostrada estadísticamente para ser generalizada, es mi intención que abra interrogantes y dé lugar a futuras investigaciones, que permitan arribar con mayor precisión al diagnóstico.

Interrogantes:
¿Podemos hablar de Autismo transitorio?
¿Qué grupo o población y con cuáles características entrarían en esta categoría?
¿Estudios por imágenes aportarían datos categóricos para este diagnóstico?
¿Se impone no considerar a la aplicación y resultados de una prueba o test como determinante en el diagnóstico de autismo?
¿Se puede hablar de Autismo leve, o estamos ante la presencia de síntomas secundarios a otra patología de base?
¿Aumentó la población de sujetos Autistas, o los diagnósticos no fueron precisos?
¿Es pertinente hablar de autistas de alto funcionamiento, con un alto rendimiento cognitivo?
¿Es la conducta de aislamiento, en ocasiones, una característica de personalidad?
¿El resultado obtenido con el modelo de Sistema Terapéutico en los niños de la muestra, es debido a la eficacia del programa, o este programa es efectivo en niños que fueron rotulados de Autistas y pertenecían a otro grupo?

BIBLIOGRAFÍA

Arrebillaga, M. E. (1997) *"Consideraciones Diagnóstico-terapéuticas acerca del autismo"*. Avances en Psicología Clínica Latinoamericana. Cerebro y comportamiento. Vol. 15,81-95.
Arrebillaga, M. E.; Santacroce, R. M. (1995) *El rol del Terapeuta en la recuperación de la homeostasis.* Ponencia del 3° Congreso Latinoamericano de Neuropsicología. Organizado por SLAN (Sociedad Latinoamericana de Neuropsicología) Cartagena de Indias. Colombia.
Azcoaga, Juan Enrique (1979) *"Neurolingüística y fisiopatología"* (Afasiología) 4° edición (1997) Buenos Aires. Editorial el Ateneo. Serie de Neuropsicología.
Azcoaga, J. E. (1979 a.) *"Del lenguaje al pensamiento verbal"* Impreso en Argentina. Editoral El Ateneo.
Azcoaga, J. E. (1979 b.) *"Trastornos del Lenguaje"* Buenos Aires Argentina. 2° Edición (1981) México D. F. Editorial El Ateneo.
Azcoaga, J. E. (1979 c.) *"Aprendizaje fisiológico y aprendizaje pedagógico"* Buenos Aires Argentina. 2° Edición. Editorial El Ateneo.
Azcoaga, J. E; Bello, J.; Citrinovitz, J.; Derman, B.; Frutos, W. (1981) *"Los retardos del lenguaje en el niño"* 7° impresión 1997. Impreso en Barcelona España. Editorial Paidós.
Bachevalier, J. (1994) *"Medial Temporal lobe structures and autism: review of clinical and experimental findings".* Neuropsychologia, 32, 627- 48. Citado en Russell, J. (1997) *"El Autismo como Trastorno de la Función Ejecutiva".*

of clinical, genetic, neuropsychological, and neurobiological perspectives." Journal of Child Psychology and Psychiatry, 37, 89-126. Citado en Russell, J. (1997) *"El Autismo como Trastorno de la Función Ejecutiva".*
Baron-Cohen (1987) *"Autism and symbolic play".* British Journal of the Psychology Vol. 5 139-148. Citado en Russell J. (1997) *"El Autismo como Trastorno de la Función Ejecutiva* 1999. Editorial Medica Panamericana. Colección Ciencias Cognitivas.
Baron-Cohen (1988) *"Social and pragmatic deficit in autism: Cognitive or affective?"* Journal of Autism and Developmental Disordes, 18, 379-402. Citado en Russell J. (1997) *"El Autismo como Trastorno de la Función Ejecutiva* 1999. Editorial Medica Panamericana. Colección Ciencias Cognitivas.
Baron-Cohen, (1990) *"Instructed and elicited play in autism: A reply to Lewis and Boucher".* British Journal of Developmental Psychology, 8, 207. Citado en Russell J. (1997) *"El Autismo como Trastorno de la Función Ejecutiva".*
Bauman M. L. y Kemper, T. (1994) *"Neurobiology of Autism"* Johns Hopkins University Press, Baltimore. Citado en Russell, J. (1997) *"El Autismo como Trastorno de la Función Ejecutiva".*
Bartak, L. y Rutter, M. (1973) *Special educational treatment of autistic children: a comparative study. I: Design of study and characteristics of units.* Journal of Child Psychology and Psychiatry, 14, 161- 79. Citado en Russell, J. (1997) *"El Autismo como Trastorno de la Función Ejecutiva".*
Bartak, L. y Rutter, M. (1976) *Differences between mentally retarded and normally intelligent autistic children.* Journal of Autism and Childhood Schizophrenia, 6, 109-

Trastorno de la Función Ejecutiva".
Belloch, A. ; Sandin, B. ; Ramos, F. (1995) *"Manual de Psicopatología".* Vol 1. España. Ed. Mac Graw-Hill
Bishop, Dorothy V. (2003) *Autism and specific language impairment: categorical distinction or continuum?* Autism: neural basis treatment possibilities. Wiley, Chichester (Novartyis Foundation Symposium 251) p 213-234.
Boucher y Lewis, (1990) *Guessing or creating? A reply to Baron – Cohen.* British Journal of Developmental Psychology, 8 , 205-6.
Campbell J. (1995) *The body image and self-consciousness.* En the body and the self (ed. J. Bermúdez, A. J. Marcel, y N. Eilan) MIT Press, Cambridge, M.A. Citado en Russell, J. (1997) *"El Autismo como Trastorno de la Función Ejecutiva".*
Cerril, D. Seifert (1990) *"Theories of autism"* new York Editorial University Press of America.
Courchesne y cols. (1995) *New evidence of cerebellar and brainstem hipoplasia in autistic infants, childre and adolescents: the MR imaging study by Hashimotoand colleagues.* Journal of Autism and Developmental Disorders, 25, 19-22. Citado en Russell, J. (1997) *"El Autismo como Trastorno de la Función Ejecutiva".*
Damasio y Maurer, (1978) *"A neurological model for chilhood autism".* Archives of Neurology, 35, 777-86. Citado en Russell, J. (1997) *"El Autismo como Trastorno de la Función Ejecutiva".*
Elkonin, (1966) *Symbolics and its function in the play of children.* Soviet Education, 8, 35-41. Citado en Russell, J. (1997) *"El Autismo como Trastorno de la Función Ejecutiva".*
Epstein, L. J. Tauban, M.T. (1985) *Changes in self-stimulatoryu behaviors with treatment.* Journal of Abnormal Child Psychology, 13, 281- 94. Citado en

Función Ejecutiva".
Flavell, John H. (1982) *"La psicología evolutiva de Jean Piaget"* 2° reimpresión. Barcelona. España.
Frith, U. (1989) *"Autismo hacia una explicación del enigma".* Madrid. España. Editorial Alianza.
Frith, U. y Done, D. J. (1990) Stereotyped behavior in madness and in healt. En Neurobiology of stereotyped behaviour (ed. S. J. Cooper and C. T. Dourish), pp. 232-59. Citado en Russell, J. (1997) *"El Autismo como Trastorno de la Función Ejecutiva".*
Frith, U. (1991) *Autismo.* Ed. Alianza Psicología minor. Madrid. España.
Frith, U.; Happé, F. (1994) Autism and theory of mind in everyday life. Social Development, 3, 108-24. Citado en Russell, J. (1997) *"El Autismo como Trastorno de la Función Ejecutiva".*
Fuster, J. M. (1989) The prefrontal cortex: anatomy, physiology, and neuropsychology of the frontal lobe. Raven, Nueva York. Citado en Russell, J. (1997) *"El Autismo como Trastorno de la Función Ejecutiva".*
García Coto, M. A. (1995*) "Autismo infantil como trastorno generalizado del desarrollo; Autismo nuclear y co-morbilidad diagnostica".* Maestría en Psicología cognitiva. Univ. de Palermo. Bs. As.
Gardner, Howard (2003) *"Inteligencias Múltiples: la teoría en la practica"* Buenos Aires Editorial Paidós.
Gillberg y cols., (1993) *" SPECT (Single photon emission computed tomografhy) in 31 children and adolescents with autism and autistic- like syndromes.* European Child and Adolescent Psychiatry, 2, 50-9. Citado en Russell, J. (1997) *"El Autismo como Trastorno de la Función Ejecutiva".*
Harris, P. L. (1991) The work of the imagination. En Natural theories of mind (ed. E. Whiten) pp. 283- 304.

Autismo como Trastorno de la Función Ejecutiva".
Harris, P. L. (1993) *Pretending and planning. En Understanding other minds* (ED. S. baron- Cohen, H. Targer- Flusberg, y D. J. Cohen), pp. 228-46 Oxford university Press, Oxford. Citado en Russell, J. (1997) *"El Autismo como Trastorno de la Función Ejecutiva".*
Hashimoto, T. y cols (1995) *"Development of brainstem and cerebellum in autistic patients".* Journal of Autism and developmental Disorders, 25, 1-18. Citado en Russell, J. (1997) *"El Autismo como Trastorno de la Función Ejecutiva".*
Happé, F. G. (1994) *An advanced test of theory of mind: understanding of story characters thoughts and feelings by able autistic, mentally handicapped and normal children and adults.* Journal of Autism and Developmental Disorders, 24, 129-54. Citado en Russell, J. (1997) *"El Autismo como Trastorno de la Función Ejecutiva".*
Happé, F. G. (1995) *The role of age and verbal ability in theory of mind task performance of subjects with autism.* Child Developmental Psychology, 14. 385-98. Citado en Russell, J. (1997) *"El Autismo como Trastorno de la Función Ejecutiva".*
Harris, S. L. y Wolchik, S. A. (1979) *Suppresion of self-simulation: there alternative strategies.* Journal of Applied Behavior Analysis, 12, 185-98. Citado en Russell, J. (1997) *"El Autismo como Trastorno de la Función Ejecutiva".*
Huttenlocher, J. y Higgins, E. T. (1978) *Issues in study of symbolic development.* En Minnesota Symposia on child psychology. Vol 11. 8ed. W. A. Collins) pp 98-140. Erlbaum, Hillsdale, NJ. Citado en Russell, J. (1997) *"El Autismo como Trastorno de la Función Ejecutiva".*
Jakobson, R. (1968) *"Child language, aphasia and phonological universals"* La Haya, Mouton, 1968. Citado

Frutos, W. (1981) *"Los retardos del lenguaje en el niño"* 7º impresión 1997. Impreso en Barcelona España. Editorial Paidós.

Jarrold, C. y cols., (1996) *Generativity deficits in pretend play in autism.* British Journal of Developmental Psychology, 14, 275-300. Citado en Russell, J. (1997) *"El Autismo como Trastorno de la Función Ejecutiva"*

Kanner, L. (1943) *"Autistic Disturbances of affective contact".* Nervous child.

Kavanaugh, R. D. y Harris, P. L. (1994) *Imaging the outcome of pretend transformations: Assesing the competence of normal children and children with autism.* Developmental Psychology, 30, 847-54.

Lelord y cols., (1991) *SPECT rCHF, Doppler transcranial ultrasonography and evoked potential studies en pervasive developmental disorders.* Biological Psychiatry, 29, 292s. Citado en Russell, J. (1997) *"El Autismo como Trastorno de la Función Ejecutiva".*

Leslie, A. (1987) *Pretence and representation: The origins of "theory of mind".* Psychological Review. 94, 412-26. Citado en Russell, J. (1997) *"El Autismo como Trastorno de la Función Ejecutiva".*

Lewis y Boucher (1988). *Spontaneous, instructed and elicited play in relatively able autistic children.* British Journal of Developmental psychology, 6, 315-24. Citado en Russell, J. (1997) *"El Autismo como Trastorno de la Función Ejecutiva".*

Lewis y Boucher (1995) *Generativity in the play of young people with autism.* Journal of Autism and Developmental Disorders, 25, 105-21. Citado en Russell, J. (1997) *"El Autismo como Trastorno de la Función Ejecutiva".*

Lorna Wing, (1971) *"Educación del niño autista; Guía para padres y maestros".* Contable y Co. Ltdl. Londres,

O. Bottaro, (1985)
Luria, A. (1979) *"Cerebro en acción"*. Barcelona. Editorial Fontanella.
Luria, A. (1974) *"Cerebro y Lenguaje". La Afasia Traumática, Síndromes, exploraciones y tratamiento.* Barcelona, Ed. Fontanella. Citado en Azcoaga E. (1997) *"Neurolingüística y fisiopatología"* (Afasiología) Buenos Aires. Editorial el Ateneo. Serie de Neuropsicología.
Luria, A. (1982) *"El cerebro humano y los procesos psíquicos superiores"* Barcelona. España. Editorial Fontanella.
Mundy, P. y Sigman, M.(1989) *The theorical implications of joint-attention defecits in autism.* Development and Psychopathology, 1 173-83. Citado en Russell, J. (1997) *"El Autismo como Trastorno de la Función Ejecutiva".*
Olley, J. G. (1987) *Clasroom structure and autism.* En Handbook of autism and developmental disabilities (ed. D. J. Cohen y A. M. Donneland), pp. 411- 17. Wiley, New York.
Ornitz, E. (1987) *"Neurophysiologic studies of infantile autism".* En Handbook of autism and pervasive developmental disordes (ed. D. J. Cohen, A. M. Donnellan, y R. Paul), pp. 148-65. Wiley, New York. Citado en Russell, J. (1997) *"El Autismo como Trastorno de la Función Ejecutiva".*
Ozonof, S. (1995) *Executive functions in autism.* En Learning and cognition in autism (ed. E. Schopler y G. B. Meisbov), pp. 199-219. Plenum, Nueva York. Citado en Russell, J. (1997) *"El Autismo como Trastorno de la Función Ejecutiva".*
Paluszny, M. (1996) *"Autismo, guía práctica para padres y profesionales".* México 3° Edic. Ed. Trillas.
Pennington, B. F. (1997) *Dimensions of executive functions in normal and abnormal development* (pp. 265-

neurobiology, and behavior (ed. N Krasnegor, R . lyon. y P. Goldman- Rakic). Brookes Publishing Company, Baltimore, MD)
Piaget, J. (1969) *"Psicología del niño"*.3º Ed. (1985) España. Madrid. Ed. Morata.
Ramón Pedro (2002) Página Web: http//www.autismo. "Asociación Española de padres de Niños Autistas" Publicación 2002.
Ridley, R. M. (1994) *The psychology of perseverative and stereotyped behavior.* Progress in Neurobiology, 44, 221 –31.
Riguet y C. B. Taylor, N. (1981) *Symbolic play in autistic, Down´s and normal children of equivalent mental age.* Journal of Autism and Development Disorders. 11, 439-48. Citado en Russell, J. (1997) *"El Autismo como Trastorno de la Función Ejecutiva".*
Riviere, A. y Martos, M. (1997) *"El tratamiento del autismo: nuevas perspectivas".* España. Ed. Paidós.
Robbins y Everitt, (1987) *Psychopharmacological studies of arousal and attention. En Cognitive neurochemistry* (ed. S. Stahl, s. D. Iversen y E. Goodman), pp. 135-70. Oxford University Press, Oxford. Citado en Russell, J. (1997) *"El Autismo como Trastorno de la Función Ejecutiva".*
Robbins y Everitt, (1995). *"Aurousal systems and attention".* En The cognitive neurosciences (ed. M. Gazzaniga), pp. 703-25 MIT Press, Cambridge, MA. Citado en Russell, J. (1997) *"El Autismo como Trastorno de la Función Ejecutiva".*
Rogers S. J. y Pennington, B. F.(1991) *A theoretical approach to the deficits in infantile autism.* Development and Psychopathology, 3 137-63. Citado Russell, J. (1997) *"El Autismo como Trastorno de la Función Ejecutiva".*

Función Ejecutiva" Departamento de Psicología Experimental Universidad de Cambridge. Impreso en España en diciembre 1999. Editorial Medica Panamericana. Colección Ciencias Cognitivas.

Rutter, M. (1979) *"Language, cognition, and autism"* Congenital and Acquired cognitive disorder. Editorial er.Katzman. New York.

Saussure, de F. (1945) *"Curso de lingüística General"* Bs. As. Argentina. 22º Edición (1982) Bs. As. Editorial Losada S. A.

Sigman, M. y Ungerer, J.A. (1981) *Sensoriomotor skills and language comprehension in autistic children.* Journal of Abnormal Child Psychology, 9, 149-65. Citado en Russell, J. (1997) *"El Autismo como Trastorno de la Función Ejecutiva".*

Sigman, M.; Ungerer, J. A. (1984) *Cognitive and language skills in autistic, mentally retarded, and normal children.* Developmental Psychology, 20, 293- 302. Citado en Russell, J. (1997) *"El Autismo como Trastorno de la Función Ejecutiva".*

Sfaello, I. (2004) *"Descubren que Autistas no reconocen la voz"* . Diario La Voz del Interior. Jueves 2 de septiembre, 2004 Pág. A16.

Schopler, E. Brehm, S. Kinsbourne, M. Reicher, R. J. (1971) *Effect of tratment structure on development in autism.* Archives of General Psychiatry, 24, 415- 21. Citado en Russell, J. (1997) *"El Autismo como Trastorno de la Función Ejecutiva".*

Stern, D. N. (1985) *The interpersonal world of the human infant.* Basic Books, New York.

Sternberg, Robert, J. (1996) *"Investigar en Psicología"* Una guía para la elaboración de textos científicos dirigida a estudiantes, investigadores y profesionales. Buenos Aires Editorial Paidós.

Asperger's síndrome and autism: comparison of early history and outcome. Developmental Medicine and Child Neurology, 31, 709-20.

Tamarit Cuadrado, J. (1992) *"El autismo y las alteraciones de la comunicación de la infancia y la adolescencia. Intervención educativa".* Citado en: Temario de opciones al cuerpo de profesores de enseñanza (CEPRI) Madrid España.

Tantam, D. (1991) *Asperger syndrome in adulthood.* En Autism and Asperger syndrome (ed. U. Frith), pp.147- 83. Cambridge University Press. Citado en Russell, J. (1997) *"El Autismo como Trastorno de la Función Ejecutiva".*

Turner, M. (1995*) Repetitive behaviour and generation of ideas in high functioning individuals with autism: Is there a link?.* Comunicación presentada en la Society for Research in Child Development, Biennial conference, Indianapolis. March. Citado en Russell, J. (1997) *"El Autismo como Trastorno de la Función Ejecutiva".*

Ungerer, J. A. y Sigman, M; (1981) *Symbolic play and language comprehension in autistic children.* Journal of the American Academy of Child Psychiatry, 20, 318- 37. Citado Russell, J. (1997) *"El Autismo como Trastorno de la Función Ejecutiva".*

Vygotski, L. S. (1934) *"Pensamiento y Lenguaje"* Extraído de las Obras Escogidas de L. S. Vygotski. Volumen I al V 2º Edición 1997. Impreso en Madrid. Visor S. A.

William, R. S., Hauser, S. L. (1980) *Autism and mental retardation: neuroppathological studies performed in four retarded persons with autistic behavior.* Archives of neurology, 37, 749-53. Citado en Russell, J. (1997) *"El Autismo como Trastorno de la Función Ejecutiva".*

Wing, L. y Gould, J. (1979) *Severe impairments of social interaction and social interaction and associated abnormalities in children: epidemiologist and*

Disorders, 9, 11-29. Citado en Russell, J. (1997) *"El Autismo como Trastorno de la Función Ejecutiva".*
Zilbovicius, M. Garreau, B. (1995) *Delayed maturation of the frontal cortex in chidhood autism.* American Journal of Psychiatry, 152, 248-52. Citado en Russell, J. (1997) *"El Autismo como Trastorno de la Función Ejecutiva".*

ÍNDICE

PREFACIO 5
INTRODUCCIÓN 9

CAPITULO I

COMUNICACIÓN, LENGUAJE Y JUEGO 13
ETAPAS DE LA COMUNICACIÓN 16
Y EL LENGUAJE 16

    1. Primera etapa de comunicación: Nivel
    prelingüístico. 16
    2. Segunda etapa de comunicación: Primer Nivel
    Lingüístico. 18
    3. Tercera etapa de comunicación: Segundo Nivel
    Lingüístico 21
    4. Lenguaje interior 22
    5. Nociones de pensamiento 23
    EL PAPEL DEL JUEGO EN EL DESARROLLO 25
CAPITULO II 29

CAPITULO II

DESARROLLO DEL CONCEPTO DE AUTISMO 29
ACERCA DE SU ETIOLOGÍA 32

REVISIÓN DE ALGUNAS TEORÍAS 34
NEUROFISIOLÓGICAS DEL AUTISMO 34
    La hipótesis del lóbulo temporal medio 35
    La hipótesis del cerebelo 36
    La hipótesis frontoestriada 38
ACERCA DE LA SINTOMATOLOGÍA
DEL AUTISMO 41
    1. Dimensión social 43
    2. Dimensión de la comunicación y el lenguaje 43
    3. Dimensión conductual 43
    4. Dimensión simbólica 43
ALGUNOS ASPECTOS DEL DESARROLLO EN EL
NIÑO AUTISTA 47
    La simulación 49
    Juego funcional 53
    Alteraciones cognitivas 57
    Sentido de la actividad propia 59
    Atención 60
    Memoria 61
    Competencias de ficción e imaginación 62
    Imitación 64
    Conducta Repetitiva 65
    La conducta repetitiva basada en la disfunción ejecutiva 72
    La conducta repetitiva como trastorno en la inhibición
    de conductas 74
    Lenguaje 79

CAPITULO III

TRASTORNOS DEL LENGUAJE 89
    Prevalencia 92
    Curso 92
    Patrón familiar 93
    Retardo Afásico 94
    Ontogenia y características del Trastorno 95
ALTERACIONES FISIOPATOLÓGICAS DEL
TRASTORNO AFÁSICO 101

CAPITULO IV

MODELO DIAGNÓSTICO-TERAPEUTICO 105
    Proceso Diagnóstico: 105
    Modalidad diagnóstico-terapéutica: 106
    Evaluación multiaxial 106
    Procedimiento diagnóstico terapéutico 107
    Entrevista de admisión: 109
    Pruebas de Valoración Neuropsicológica: 112
    Conclusión diagnóstica-devolución: 120

CAPITULO V

APROXIMACIÓN A LAS CARACTERÍSTICAS
PARTICULARES Y COMUNES DE AUTISMO Y
TMLRE 127
CARACTERÍSTICAS SINTOMÁTICAS DEL
AUTISMO 128

CARACTERÍSTICAS SINTOMÁTICAS DEL
TRASTORNO MIXTO DEL LENGUAJE RECEPTIVO
EXPRESIVO 129

CAPITULO VI

METODOLOGÍA 135
    Muestra: 135
    Materiales: 136
    Procedimiento: 145
    Resultados 146
    Análisis Comparativo 148
    Análisis Cualitativo: 151
    Descripción de los casos: 160

CONCLUSIONES 179

Reimpreso por Editorial Brujas • agosto de 2019 • Córdoba–Argentina

www.ingramcontent.com/pod-product-compliance
Lightning Source LLC
Chambersburg PA
CBHW060834220526
45466CB00003B/1096